癮

是心理創傷的答案或謎題？

從過癮到上癮

性成癮、整型成癮、藥物成癮、自傷成癮、網路成癮...

也許找到人生的謎題，比找到答案更重要。

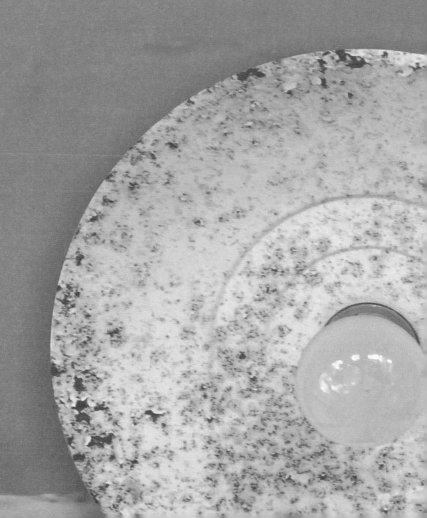

目錄

癮的深度心理學
從電影、歌曲和臨床案例裡談潛意識[1]

「癮的深度心理學」工作坊在2020年10月18日舉行。

整個工作坊的主要基礎論點是關於「癮」，除了生物學的理論外，我們站在心理學，尤其是精神分析取向的深度心理學角度，來想像和建構「癮」的多重樣貌。我們的假設基礎是從生命早年的「創傷」，尤其是「失落」的創傷而出現「防衛」，建構了「強迫式重複」。我們主張「癮」就是「強迫式重複」的一種代名詞，但是記憶的問題以及避開受苦的課題，使得創傷的記憶無法被以故事的方式記得，而出現在「行動」裡。

但仍有一個難題未解，那就是何以人大都有失落經驗？何以會衍生出目前的不同現象（癮）？這是未來值得再深入的課題。

孩童會有自己的想像，那是什麼？我們略有所

---

[1] 本文是工作坊舉行後，寫給《昆明防治中心》的報告，經過局部修飾。

知，是透過後來的結果，後來的問題、症狀和人際難題，但腳下就是最想抵達的地方嗎？這是落腳所在，我們如何趕離這地方，去經驗其它的呢？如果其它地方是文化沙漠，是「無」，是注意力沒有灌溉的地方，還能前往哪裡呢？

我們的延伸論點是，後來臨床所見的某個瞬間，或者個案所描繪的某個事件、某個記憶和想法，都是在歸因裡找處方，但是這就像一張相片是最後的結果，如果要用這個結果，作為了解以前的方式，那麼此刻愈是災難成形的概念和理論，就離原來難以言說的災難現場愈遙遠了。我們需要知道，我們的知識是有這種侷限的。

早年創傷是什麼？例如，對於受虐兒長大後的圖像，或是藥物成癮者的心理圖像，個案和我們此刻所談論的故事和想法，就像是朝井裡丟石頭，我們在等待回音，等待當年還存在者的回音，雖然那裡早就不再有以前的自己，不過，就「心理真實」的殘餘來說，是有著psychoanalytic baby在某處，我們找得到它嗎？我們在等待它的回音......

但是，它是否太驚恐，而只能逃避任何的尋找？它長期處於孤獨，因此對於長大的自己和治療師的問尋，仍是在驚恐裡，那是當年的驚恐再現，以新的版本重現當年的氣息，因此我們在建構個案

早年的心理創傷史時，是在做什麼事呢？是要說給誰聽？當年的嬰孩聽得懂嗎？後來長大的自己，如何看待當年的自己呢？

他可能一直在等待當年那個小孩的回音，因此就一直說著故事，以前的和現在的，如同誘餌般，想讓當年的小孩能夠出來，從失落空洞裡出來迎接這些故事。但這是他還無法說話，或有話說不清楚的幼年時代的經歷，這小孩了解當時發生了什麼事嗎？他如何了解呢？這種了解是可能的嗎？也就是，他是在說故事給誰聽呢？尤其那是他覺得無法了解的災難故事。

演講內容相當豐富，以下僅截取部分說法作為參考。

《從深度心理學談某電影裡的性成癮》（主講人：吳念儒／王明智），談論「性愛成癮的女人」（Nymphomaniac），是丹麥導演拉斯‧馮‧提爾2014年在臺灣上映的電影。主講人從夢的角度建構「癮」的某種樣貌。以顯夢的記憶遺漏為例，來比喻生命早年的創傷，我們也可以說，人們對於那些創傷記憶的情況，也是如同我們對於顯夢的記憶遺漏，那麼，就涉及到一個重要的想像和經驗——生命早年的創傷記憶可能被完全恢復嗎？雖然有些治療模式主張，需要回復這些記憶，但是從我們的經

驗來說，這是欲達成的不可能的任務，也就是說，也許可以期待，用完全恢復記憶作為改變和治癒的主要訴求，但是，同樣的，會有記憶的缺失，且不意味著這些記憶殘跡會減損它們的價值。

《從深度心理學談某案例的整型成癮》（主講人：王盈彬／陳瑞君），談論這一個主題，牽涉到兩個主軸，一個是整型，一個是癮，內容以個案出發，結合精神分析的理論及其應用，試著探索一些生活現象和精神分析的連結方式，拋磚引玉的來引發各位豐富的想像力和創造力，就像診療室裡很常採取的態度，沒有好壞、無關對錯，自由聯想著這個主題，就如同佛洛伊德開始創造的精神分析思維，從一個臨床現象的疑惑好奇開始，逐步探索建構接近真相的歷程。所有現實世界的行為、語言、想法、情緒的背後，都存在著潛意識世界運作的軌跡，而且兩方都在不停的交互影響。

《從深度心理學談論某電影裡的藥成癮》（主講人：王明智／陳瑞君），是從阿莫多瓦的「痛苦與榮耀」這部電影談論藥成癮，他們提及的，精神分析認為身心是個連續的光譜，會彼此投射，容受彼此所要傳達的訊息。許多因為身體痛苦前來求診的病人，會被轉診至分析治療，意味著身體痛苦背後想要表達的心理訴求。片中薩瓦多排山倒海的疼

痛歷史讓人不禁咋舌，各色疼痛宛若宏大的身心交響曲，鋪陳出主角獨特的生命史詩。最後一句：「在各種痛苦襲來的夜晚，我相信上帝並向祂祈禱，但僅有一種疼痛襲來的日子，我是個無神論者。」讓人不禁玩味，究竟是哪一種痛苦呢？這種痛苦竟然超出神祇管轄的範圍，彷若被棄置，只能自己獨自承受，無人能知無人能解──或許這就是痛中之痛的「藥癮」之痛。阿莫多瓦透過這部電影，為我們做最深層的告白。

《從深度心理學談某案例的自傷成癮》（主講人：陳瑞君／王明智），某些案例自傷成癮的向度，若類比於之前的主題：性成癮、整型成癮及藥成癮來說，放在心理學及社會學的脈絡當中，直觀上，前三者好像成癮至少比自傷成癮來得有道理。性及藥物在感官上直接帶來生理及心理上的滿足及愉悅，因而，在一般人的常識當中，「癮」這件事情會變得容易理解：「癮是一種對快樂的渴求」，不論是來自性的歡愉或藥物的迷幻，乃至於整型成癮，看似也有一個充分的理由，因為透過整型可以滿足自己對美好事物的追求。當然，三場由淺入深的講座，我們知道沒有一種癮只基於單一表面的理由便可成立，我們也不知道這種對快樂渴求的癮，究竟是帶著我們離快樂更近，還是更遠了？而面對

痛苦渴求的癮——「自傷」，又是離痛苦更遠，還是更近？

《從披頭四『黃色潛水艇』談起：藥成癮的心理防衛和掙扎出路》（主講人：蔡榮裕／吳念儒）提出了值得仔細提問和思索的是，相對於全盛時期，藉由迷幻藥而興起的迷幻搖滾，興起和沒落，是怎麼回事呢？何以如此迷幻、如此迷人的音樂，沒幾年就不再那麼吸引人了？那些樂團為何無法再維持呢？這跟迷幻藥的使用有什麼關連嗎？這是必然的結果嗎？是使用迷幻藥來加強創意的強度，容易擦搶走火？是很原始的心理被驅動後，就難以在現實層面上合理的合作，持續創作和創意的發揮？這些使用迷幻藥的歌手們，就初步的了解，並不是如同目前診斷條例裡的「反社會人格」，就算他們有著反權威、反政府和反戰，卻是愛與和平的追求靈性者。我無意說，他們一定得活得長長久久，而且要一直合作到天荒地老，不能因為意見和方向不同而分道揚鑣，但是，那些過程的爭議可不可解呢？

後記

薩所羅蘭分析顧問有限公司感謝指導單位：臺北市政府毒品危害防制中心，以及合辦單位：臺北

市立聯合醫院昆明防治中心。我們邀請的講者們都是在這些主題上，深研多年的心理師和精神科醫師，聽眾的熱情也讓我們深受感動，我們相信這是一場成功的工作坊。

【附錄】

主題：癮的深度心理學有多深？從電影、歌曲和臨
　　　床案例裡談潛意識
時間：109年10月18日（日）08：30-17：00
地點：台北市大安區復興南路二段35號2樓之一
　　　（臺灣精神分析學會講堂）
主辦：臺北市立聯合醫院昆明防治中心、薩所羅蘭
　　　分析顧問有限公司

時　間	主　題	講師
早上場主持人：蔡榮裕醫師		
08:30-10:10	從深度心理學談某電影裡的性成癮	吳念儒、王明智
10:20-12:00	從深度心理學談論某案例的整型成癮	王盈彬、陳瑞君
下午場主持人：王盈彬醫師		
13:00-13:50	從深度心理學談論某電影裡的藥成癮	王明智、陳瑞君
14:00-14:50	從深度心理學談某案例的自傷成癮	陳瑞君、王明智
15:00-16:40	從披頭四「黃色潛水艇」談起：藥成癮的心理防衛和掙扎出路	蔡榮裕、吳念儒
16:40-17:00	綜合討論	全體

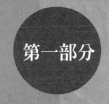

第一部分

癮的深度心理學有多深？

愛，癮「性」埋名

　　準備這次工作坊的過程中，【薩所羅蘭】團隊一起腦力激盪，第一場由我負責講《從深度心理學談某電影裡的性成癮》，理論定錨方向是從夢的角度來談性成癮的議題。

　　撰寫文本時，也生出了這樣的聯想：工作坊早上的第一場演講是八點半開始，週日上午，可能我們都還沒完全清醒，接續著半夢半醒，談夢，十分合理。然而，要談的主題是「性成癮」，興奮刺激，提神醒腦，就是要把大家喚醒，好像也十分合理。

　　兩個合理的安排，放在一起又有些矛盾，到底是要繼續做夢？還是要清醒過來？這就像個隱喻，在夢裡，在潛意識裡，是沒有非得要符合什麼邏輯的，矛盾衝突同台演出是必然的劇情。或許，這也可說是一種「癮寓」，癮之寓言，「癮」的行為本身所帶來的情感層次，就是矛盾的呀，痛並快樂

著，怎麼會這樣？我試著用〈愛，癮『性』埋名〉這篇文章說說看。

　　一般來說，醒來時，我們覺得有做夢，而那個被記得的夢，叫做「顯夢」，也就是起床後記得，並要告訴他人或治療師的夢。但常見的是，夢被記得的內容已經消失掉不少，說出來的顯夢，會因為這種減少，而貶損夢的價值嗎？這就看我們如何看待這個現象。對精神分析的觀點和技藝來說，顯夢會有被遺忘的部分，但不會減損夢的價值。

　　如果我們以顯夢的記憶的遺漏，來比喻生命早年的創傷，我們也可以說，人們對於創傷記憶的狀態，如同對於顯夢的記憶的遺漏，這涉及到一個重要的想像和經驗：是否有可能，生命早年的創傷記憶，可以完全被恢復？雖然有些治療模式主張，需要回復這些記憶，但從我們的臨床經驗來說，這是欲達成的不可能的任務，也就是，用完全恢復記憶作為改變和治癒的主要訴求，雖然可以如此期待，但是，同樣的，就算是會有記憶的缺失，並不意味著這些記憶殘跡，會減損它們的價值。然而，在這些記憶減損的情況下，如何有可能讓我們接近個案當年的某些經驗？也就是我們一般所期待的：能夠經由尋回當年的記憶而獲得改善？所謂找回當年的

記憶是如何做的呢？有人期待從催眠可以回到那些記憶，但是，如果仔細想一下，做夢的內容，都會經過扭曲和防衛，那麼，如何在有另一人在場的催眠下，將最受苦的創傷記憶呈現呢？這不是要貶抑催眠的功能，只是回到臨床上常見的實情來看，我們聽了無數個案生命早年的創傷故事，遇到不少費解的疑惑；或許可以藉由顯夢探索隱夢的某些特性，作為這些早年創傷記憶的一種心理想像。

如前所述，顯夢，是指夢後還記得的內容，常會聽到個案說：「我有一個夢，你幫我分析一下，這夢代表什麼？」這種說法裡，就是假設存在著，夢背後有某個隱藏，是自己不知道的，需要他人幫忙分析。在夢中，有個「隱夢」藏在「顯夢」裡頭。佛洛伊德在《夢的解析》裡，花不少篇幅解析自己夢裡所隱藏的可能意義，也就是「隱夢可能是什麼」，他的夢，幾乎都是父親過世後，自己難過傷心，自我分析的成果，這是他個人的成就。雖然現在大都是認為，如果真的要分析夢，是要在診療室裡，人們講述自己的夢，自己對於所夢的內容進行自由聯想，以及治療師做出各式可能的分析。人是否能夠分析自己的夢？在精神分析取向的實作裡，是認為有些難度，不過佛洛伊德的例子，也讓我們很難說一定不能分析自己的夢，我們只能說，如果

有著創傷受苦的經驗，那麼勢必會有防衛，這是人性的自然反應。好比電子信件、網站等等網路平台登入的審查制度，是為了不輕易讓帳號被侵入使用；心理機制就像是審查制度，也不會輕易讓隱夢通過直抵意識層，必然會透過一些方法和過程，像是包裝、扭曲、刪減、加油添醋等等，以可以被做夢者允許的樣貌顯現出來。

「性愛成癮的女人」（Nymphomaniac），丹麥導演拉斯·馮·提爾的電影，分成第一部和第二部，整部電影長達約五小時。故事是這樣開始的：在下雪的夜晚，暗巷裡躺著一個渾身是傷且惡臭的女人喬（Joe），一位外出買東西的中年男人塞里曼（Seligman）看到她，本來要幫她叫救護車或報警，但被女人拒絕了，男人詢問女人可以給她什麼幫助，女人說，她想要喝加奶的茶。中年男人就把女人帶回家，讓她待在一個房間，換上乾淨的衣服，躺在床上休息，泡奶茶給她喝。塞里曼說，要幫喬把外套洗了，喬說不要動她的外套，塞里曼說可是很臭，喬說那是她的外套，塞里曼沒有堅持。他詢問喬到底發生了什麼事情？喬不知道要從哪裡開始講自己的故事。接著，她注意到牆上有一個魚鉤。問了塞里曼是否常釣魚，塞里曼說，他小時候十分嚮往的一本書叫做《完全釣手》。喬聽了塞里

曼講了一些跟釣魚有關的事，她說，她大概知道要怎麼開始說她的故事了，並且像是提前警示塞里曼般，她說如果要講，必須從頭到尾把發生的事情都說出來，要很長的時間，而且會涉及道德的問題。塞里曼躍躍欲試、洗耳恭聽。故事的第一章就用了「完全釣手」作為章節名稱；隨著電影情節推展，喬藉用塞里曼的房間物品，或是塞里曼在一旁講的話，或是我覺得很像是塞里曼在聽到喬的故事後的「自由聯想」，當作引發她回憶一生故事的引子。

　　喬與塞里曼之間的對話，讓我聯想到精神分析治療中，無論是個案自己的聯想，治療師的回應，或是任何來自人事時地物的線索、身體的感受，都像是露出一個回憶的線頭，繼續想、繼續講，把線頭拉出來，看看線的質地、長度、樣式、數量，打結到什麼程度，當初可能是怎麼打結的。而喬所說的，到目前為止的人生故事，也可以說是在講述屬於她的生命史詩般的夢，這些是得以顯現的內容，如同剛才一開始所說的，包括故事說得坦承不諱。電影呈現的畫面，赤裸、毫無保留，然而，我們對於喬的隱夢仍然是所知甚少。因為喬的願意講，所以不至於太悲觀，我們還是在接下來的電影裡有了一些蛛絲馬跡，這些線索，或許有機會，讓我們更靠近那些隱藏的夢。這使我聯想到，在ptt或任何公

開的網路平台上，當有人要爆料時，會出現這樣的說法：「昨天我夢到了一個誰，在什麼地方，發生了什麼事......」好像在說，夢是透露實話的所在，也是相對安全的地方，這份安全像是可以被現實的規範或殘酷免責。

到目前為止，談了很多夢的事情，「癮」在哪裡？

如果我們展現出來的說法、聯想、人生劇碼、防衛、症狀、行動......，都是顯性的夢，那麼有了某種癮，這個「癮」是如同顯夢般，外顯的、可以被感受或看得見的內容──「癮」之背後呢？還有別的癮（影）嗎？大家可以如此想像，這裡談夢所想要推論的內容，如同「以顯夢來尋找、分析出隱夢」的期待，我們也可以用「顯癮」和「隱癮」對比，思索「癮」的現象裡，深度心理學的可能性。

佛洛伊德在《夢的解析》裡，有不少篇幅是在描繪，顯夢裡，可能有著什麼隱夢。他把隱夢當作是，潛在的動機所隱身的地方，但後來，他提出了更重要的說法。他說，從顯夢找出隱夢是件困難的任務，目前的臨床工作者也大都是這麼認為，要尋找出真正的隱夢內容，幾乎是不可能的事。雖然預設著一定有它的存在，但是，由於心理防衛機制的影響，使得那些原本就需要隱身的隱夢，更是不容

易被看見本尊——我們就只能看見本尊所派遣出來的分身，也就是顯夢。因此，佛洛伊德強調「夢工作（dream work）」的重要，這是至今在臨床上仍被採納的論點。對照「顯夢」與「隱夢」，「顯癮」的出現，可說是「隱癮」的再現，是「癮」的分身之術，這就是試著用夢工作的運作來推想。所謂「夢工作」，是指「隱夢」經由夢工作變成「顯夢」。因此，夢工作也可以說是，隱夢如何隱身和防衛自己，但是仍讓自己的分身得以出現的心理工作——像是要現身說自己的故事，卻又同時覺得需要隱身，不想要完全暴露自己的所有心聲，尤其是那些受苦的、受傷的心聲。我們有可能知道隱夢嗎？無法，但卻是治療師和個案常有的期待。重點在於，夢工作的機制。人是經過什麼心理機制，讓自己連在自己的夢裡，都要避開最原始的「嬰孩式欲望（infantile wishes）」呢？這個「嬰孩式欲望」的真相是什麼？佛洛伊德主張「嬰孩式欲望」，才是夢得以出現的最原始動力，這種欲望，被假設曾以某種方式，存在於孩童的想像裡，但後來隱身或被遺忘。它不曾消失，仍持續發揮著它的作用，像是看不見的對手或同伴。它有見天日的時候嗎？佛洛伊德強調，對於夢工作，例如：濃縮（condensation）和移置（displacement）等防衛機制的探索，才是我們了

解心智運作的方式，而不是以「隱夢的獲得」作為重點。

我再用「顯癮（顯影）」和「隱癮（作痛）」進一步聯想。這部電影，可以說是喬的「顯癮記」，也是「顯影記」，塞里曼房間裡的擺設以及他的回應，也像是注入喬的「顯影（癮）劑」般，讓喬得以繼續聯想、繼續講，照見自己的一生是怎麼走到現在這個地步。但為什麼要分顯夢/隱夢？那些不見容於自己的隱夢，透過夢工作，用顯夢的方式再現。那顯癮/隱癮呢？是什麼隱隱約約地，在人的內心隱癮作痛，而需要用顯癮的方式來呈現？

剛才談到「嬰孩式欲望」，這讓我想到電影裡一段呼應的對話及片段。喬在電影的中後段提到一位「危險的男人（dangerous man）」，K先生。這幾乎是喬的生命中，追逐性滿足的最後一站。喬幾近絕望地，為了尋回自己的性慾，去找了這位提供鞭打、性虐待服務的K先生。喬談到這裡，跟塞里曼討論起這是暴力的系統、一種受難的取向。這時，喬講了一段，也許是在說，對她而言也是謎團的話，她說：「不知道我們的性慾哪裡來的？傾向是哪裡來的？可能是童年形成但未曾顯現？」塞里曼說：「佛洛伊德說，兒童有各種性慾存在，也有各種倒錯，這些性慾和倒錯會在童年縮減或去除一部

22

分。兒童性慾是多形的。對嬰兒來說，一切都與性有關。」如果以這個角度來談論「顯癮」和「隱癮」，一般人會呈現顯癮，而可隱的癮，是難以被真的發現，只能假設有隱癮的存在，成為後來人生成癮的主要內在推動者；或者有人說，是內在深層的動機，雖然說是動機，常被誤解為是意識上故意的，不過，我們所說的潛在動機，是指意識上不自覺的心理動機。不論是否同意這種論點，就精神分析取向來說，我們的確是主張有這種潛在動機的存在，但是我們也相信，就算有了論點，仍只是起步，畢竟，要找出癮和它的心理成因，雖然已經有一些簡便的說法，但真正要理解它仍是漫長的路，不然大家不會在處理相關問題時，是如此困難。我們只是在困局裡，仍嘗試讓想像不要停止。

喬的故事，提供了關於兒童性慾或嬰孩式欲望的素材。喬回憶說，她兩歲時就注意到自己的性器官；童年時期的朋友B跟她，會在水流滿地的浴室地面上趴著滑行，享受著可能是陰部摩擦刺激的愉悅快感。青少女時期，喬急於找一個男人，終結自己的處女之身，於是她找了一個年輕男人傑隆，這個人與喬的一生糾纏不清。傑隆用十分笨拙的方式跟喬性交，喬說，做完之後，她覺得很丟臉且很痛，她告訴自己再也不要尋求性了。但這個「宣言」並

沒有持續，喬跟朋友B，開始了一段時間的性獵食「競賽」和「遊戲」，包括在火車上比賽誰引誘最多男人跟自己性交，或是成立一個秘密組織，裡面的女生們彼此規定，只能跟同一個人發生一次的性關係。這段自述是喬在電影一開始講的，也是她人生的第一個篇章，喬對自己有幾點評論，除了剛才提到，喬告訴塞里曼她的故事涉及道德外，她又說，她自己唯一的罪，就是跟一般人不同，在日落的時候需求比較多。提到火車上引誘男人的競賽，喬說：「我是一個糟糕的人。」「發現身為女性的力量，傷害別人，沒有節制。」「我總是選擇先享樂的那一邊。」聽著喬述說內心的罪惡感，以及認為自己可能帶來的傷害，想到佛洛伊德在《性學三論·愛情心理學》[2]中提到：「......小孩子可以發生許多種性倒錯現象......這表明他們的天性就在於他們的性情。因此，對這些行為的執行幾乎沒有阻力，因為根據孩子的年齡，針對性的過度行為（羞恥，厭惡和道德）的精神水壩（防止洪水泛濫），要嘛根本尚未建造，要嘛只是在建造過程中。」「幼兒基本上沒有羞恥感，並且在他們最早的某些時期中，他們在暴露自己的身體上，表現出了明顯的滿足感，尤其著重於性部位......發展於童年時期，性本

---

2 《性學三論·愛情心理學》，佛洛伊德，林克明譯，志文出版社。

能的殘酷成分，更加獨立於性慾區相關的性活動。孩童的性情是相當傾向於殘酷的。因為阻力而征服本能去停止對他人的痛苦，也就是同情的能力，是相對發展得較晚的。」喬為自己的成癮下了這樣的註解：「成癮的是慾望，而非需求，慾望造成傷害，性成癮是無情的。」然而，細細往返去看喬的故事，這裡面有著關於「孤獨與失落」以及「愛的謎團」的有情內涵。

還記得前面提到的，喬的童年朋友B嗎？喬與朋友B之間的友情，結束於她們跟幾個年齡相仿的青少女的秘密組織時期。有一天組織聚會，按照往例要報告自己「獵」到了幾個男人，以及發生性關係的次數。聽到朋友B跟特定的一個男生，發生了二次性關係，喬很生氣，質問她不是說好一個人只能發生一次性關係。朋友B的回答顯然透露了她與該位男生開展出一段情感「關係」。喬無法諒解朋友B，朋友B告訴喬：「性的祕方是『愛』。」之後喬跟朋友B分道揚鑣，幾經轉折，喬找到一份秘書的工作。代理老闆就是當年她主動要求幫她終結處女之身的傑隆。傑隆想要跟喬再續前緣，喬一開始拒絕。但隨著一起工作的時間過去，喬感覺到自己內在的變化，她說：「我想要成為傑隆的東西，被他重複地拿起、放下。」喬決心要向他表白的時候，

傑隆卻突然離職，消失了。喬面對自己對傑隆動了感情，語氣充滿氣惱。喬說，愛會扭曲，性是肯定的，愛是最低下的直覺，被謊言圍繞，被愚蠢的愛，羞辱。雖然如此，喬的心思還是被傑隆佔據，甚至不跟別的男人發生性關係了。她在火車上自慰，喬從不同乘客身上找尋傑隆的手、鞋子、頭髮、五官，用自己的方式將傑隆拼在心裡面。只是時間久了，一些關於傑隆的細節，她也就忘了。這段失落和記憶淡去的心理描繪，引述蔡榮裕醫師《失落的空洞感》[3]中的一段話作為呼應：

「要重新建構這個過程並不困難。客體選擇，也就是將性原欲依附到特定的某一個人，那是曾經存在過的事；之後，由於來自所愛之人的實際輕蔑或失望，使得客體關係粉碎了。結果並非正常的將性原欲從這個客體撤回，並置換到不同的客體，而是有所不同，會發生這情況需要有各種條件。客體灌注並未遇到什麼阻力就終止了。但自由的性原欲，並未置換到新客體；性原欲被撤退回到自我。……從夢的分析經驗來說，是不可能有完整的可能

---

3 《失落的空洞感》，蔡榮裕，無境文化，2019。

性。因此對於失憶補足的真正重點，是失去的經驗的處理，而失去和失落的經驗才是最核心的事。可以經由補足記憶和經驗就處理好了嗎？如前所述，所謂補足或補成完整的原樣，這是不可能的任務。那麼，我們能做的是什麼？」

又或者說，補足了又如何？事情已經發生了，知道了又能怎樣呢？喬與傑隆的故事，還沒結束。她又跟傑隆巧遇了，這次他們在一起了，對彼此的感情不再擦身而過，但喬的性慾卻不見了，雖然他們的感情生活，有段時間還算開心，安寧舒適，喬懷孕也生了個兒子。傑隆覺得自己無法滿足喬的性的慾望，他提議喬，去找別人來滿足她。喬確實這麼做了；傑隆妒火中燒，痛苦萬分。有一次，傑隆要求喬留在家裡，不然就要帶著孩子離開。喬還是選擇去找K先生，回到家，傑隆和孩子都不在了。接下來，喬的生活有了新的境遇，進入一個新的境界。

我們先按下快轉鍵，回頭看看為什麼喬會渾身是傷又惡臭地躺在暗巷裡。在那之前，喬是十分成功的討債人，老闆L先生建議喬，要培養討債的接班人，他要求喬去接近來自破碎家庭的青少女P。喬跟

P緊密相處，或許因為彼此不言而喻的憐惜，發展出同性情慾。P開始跟著喬學討債。一天喬發現，討債的對象竟然是傑隆。喬不想遇見傑隆，索性讓P獨立作業。P卻跟傑隆產生情愫。某晚，也就是那個喬路倒的晚上，喬原本要對傑隆開槍，子彈卻發射不出去，反被傑隆狠狠暴打了一頓，P最後用十分殘酷的方式對待喬，她撒尿在喬的身上。這個場景可能會引發觀者「羞辱」的主觀感受，喬跟傑隆的故事線，似乎都脫離不了「羞辱」這個感受。亞當‧菲立普在《吻、搔癢與煩悶》[4]的第一章《論搔癢》中這樣說到：

> 「小孩子能夠學會餵飽自己、能夠學會自慰，卻永遠也無法自己搔癢。搔癢是一種他無法單獨自行重造的快感。……搔癢者必須在那模糊地帶前停止。若不在此時停止，癢的感覺將過於強烈而導致快感轉為厭惡感，小孩於是會感到極為痛苦的困惑不解；因為搔癢的行為與性行為不同，搔癢並沒有高潮。若不適時停止，便會轉變為羞辱。英文的搔癢tickle所包含的意義，其中有一條是這樣寫的：處於一種不穩定的平衡狀態，

---

4 《吻、搔癢與煩悶：亞當‧菲立普論隱藏的人性》，亞當‧菲立普，究竟出版。

極易遭到破壞或推翻，不安全、搖搖欲墜、
瘋狂的⋯⋯小心地保持平衡。」

　　作者引述了「搔癢」這個詞，代表了性亢奮的
狀態，本身就是種誘惑，強烈又亢奮的接觸，會使
得雙方很快地推開彼此，然後又很快地重新開始，
這種接觸沒有生理上必要的需求。這個遊戲不斷地
（重複）、無可抗拒的吸引力，以及對客體必然的
厭惡，以挫折感作為其最終的滿足，並藉此凸顯滿
足與相聚的不可能性。談到這裡，是否喬與傑隆的
感情史可用這段文字說明？弔詭的是，喬與傑隆彼
此的情感牽絆，是整部電影看起來最接近「愛」的
關係，他們的愛，卻像是搔癢？所以我說這個是
「愛的謎團」，「性」在感受上好像很亢奮很失控，
但喬的故事，讓我們不得不揮開某種劃分甚至成
見，重新看「性」、「愛」這件或兩件或多件事。
傑隆是唯一讓喬說出「填滿我的洞」的男人。喬似
乎將某個隱身的失落的空洞，移置在傑隆這個對象
上，如果希望被填滿的是愛，那麼，這是一場命定
的愛的挫敗嗎？喬最後一身惡臭又被揍倒在路上，
她不願意被洗的外套，像是她一生的臭皮囊，仍然
空洞，她還在期待傑隆代表的某個人填滿她的洞。
我突然想到，片中著墨不多，喬對她母親的描述，

她說她母親大概就是人稱為冷血的婊子；她玩紙牌遊戲Solitaire（也有孤獨的意思）的時候，不想要別人打擾。喬與P的同性情慾，喬亦戀人亦母親地與P依偎在一起，那是渴望著愛的性。至少目前來看，以為是問題的性的成癮，背後還是要回到最初的，愛的失落課題。是對母親的愛或關注的失落嗎？我沒有答案，雖然很難不這樣聯想，但必須先從獲得的線索，順著看看，同時也要銘記，關於失落，需要的不只是歷史現實的想像，那麼，還得要想些什麼？喬對母親的描述，如果是顯夢的內容，隱夢是什麼？或者說，喬的夢是如何運作？她的潛意識是如何篩選這些素材？她的顯癮和隱癮呢？性愛成癮的女人，有沒有可能，對喬而言，得以顯現的是性的癮，而隱隱作痛的，是對愛的癮呢？這裡面，理論上有複雜的事情需要了解。也就是說，我們無需否認會受到外在事件影響，同時，我們也要持續地問一個問題：喬或我們是如何讓外在事件，透過怎麼樣的方式影響著？剛剛提到，喬說，「愛是愚蠢、扭曲，性是肯定的」。雖然我不確定喬的「肯定」，指的是什麼？大膽點說，喬是用「性」來形塑一生的自我肯定與認同——看似成癮的性的獵取和追求的行動，症狀、故事、甚至喬反覆用生命做的夢……

電影尾聲，喬遍尋不到塞里曼的房間還有什麼「引子」，可以讓她把故事講下去。這似乎是一種儀式，這個故事需要某個對應情感的東西，才有辦法繼續被述說。這場夢的本身，也已經成為一種帶有宗教感的藝術，這個做夢的場域，讓我想到溫尼考特（Winnicott）的「過渡空間（transitional space）」。溫尼考特提出，外在與內在有一個中間地帶，作為人類發展的根基，也是4-12個月大的嬰兒期階段，到後續延伸到藝術、文化和宗教的場域。我們無法忽視的是，經驗的中間地帶，外在與內在現實都參與其中，嬰兒從沒有能力到逐漸有能力且接受現實，因此，幻覺（illusion）的本質，可以讓嬰兒擁有全能自大，或成人在藝術和宗教中延續生活。嬰兒從使用自己的大拇指到使用另一個「非我（not me）」的東西，這個轉移，存在著時間與空間的意義，此兩者對於發展初始象徵能力，具有其重要性。「遊戲」發生在過渡空間，在診療室或基礎分析工作中，需要用更寬廣的視野來理解。

從溫尼考特提到「過渡空間」，後續延伸到文化、藝術和宗教的這個觀點來看，「性愛成癮的女人」的內容，經常環繞著各種藝術和宗教的隱喻，對我而言，這部電影絕對是藝術，雖然不能否認電影畫面是重口味的，有驚世駭俗的成分存在。導演

拉斯・馮・提爾用很長的篇幅，述說了一個女人的性歷史，難以想像他本身要擁有什麼樣的信念，心臟要多強，以及宇宙要幫多少忙，才能讓這部藝術作品被看見？或許更重要的是，這世上有許許多多類似喬的身分認同，也需要被理解、被看見。這部電影給了我一個啟發，不只是治療者，包括每個共同生存在這個世界的人，我們是否可以先停下腳步，周旋一下，多花一點心力，去想想一個人，何以成為今天我們外顯所看見的樣子？在我們身處的世界，人類的慾望是原始內建，社會有律法秩序、輿論有道德批判，中間地帶是更需要被討論的，我認為這是心理治療工作十分重要的價值。

這部電影是真切的，因為欣賞的同時，心裡覺得很痛，隔著螢幕也覺得痛，雖然知道是演戲，仍然覺得心痛。喬也痛，她告訴塞里曼，因為找K先生長期過度刺激的狀況下，她的身體已經沒有辦法再負荷任何刺激和性的接觸。喬以身犯險，她在青少女時期急著要擺脫處女之身，置身在未知的危險，先不論「安全性行為」的身體保護，對於「撩」落下去了什麼情感，自己渾然不知。她急切想要衝出現狀，想要往前邁進。喬描述，她體驗到自己的孤單寂寞，她說她童年曾經經驗過「全身充滿寂寞和淚水」的孤獨狀態。亞當・菲立普在〈論冒險與

孤獨〉5一文中提到：

> 「青少年為了凸顯自己，以及找出自己
> 獨處的能力——找出自立的能力，而不只是
> 不再需要依賴客體——方法之一就是冒險。
> 潛意識中，他需要使自己的身體遭受危險，
> 而以危險的代表作為實驗，於是他以最危險
> 的獨處來達成......身體對於青少年是最熟悉
> 的陌生人，在青春期中，青少年發展出一種
> 對自己身體的移情作用......青少年開始了解
> 到，他的身體就是他原始的母親。」

　　把這兩個素材放在一起，或許仍然需要保持開
放和多角度看待，意思是說，不能只是很粗魯地
說，喬的性成癮就是因為她拿她的身體來冒險、來
做實驗。所謂臨床的理論，是從各式各樣的症狀，
歸納出可能的共同點，形成假設、驗證、聚焦而來
的結果。所以，青少年在潛意識裡，讓自己的身體
去冒險，這樣的說法，可能累積來自無數的喬，或
者各種癮的類型，哪一種癮，跟身體脫離不了關係
呢？任何人都有一副軀體，或多或少，也曾有過青
少年般的冒險和突圍的經驗，那是來自潛意識裡，

---

5 《吻、搔癢與煩悶：亞當·菲立普論隱藏的人性》，亞當·菲立普，究竟出版。

本能的驅動力。比較困難的問題是，不同的癮頭、癖好或強迫式重複是如何形成的呢？這個又要回到一開始的夢；顯夢的素材，可能來自實際的生活，每個人的生活內容不一樣，再與潛意識裡的成分、驅力、結構交織成每個人獨特的生命。喬用她的身體，寫了一部關於她個人的性歷史，這段性歷史裡有藝術與宗教的表現存在。像前面提過的，當傑隆突然離職，消失之後的那段期間，喬在火車上尋找傑隆的每個部分，或者說尋找他的影子，在心裡拼貼這個想要的愛的對象。還有一段，塞里曼提到某特定音樂的三聲部結構，像是一種素材引發了喬回憶起，有段時間她的其中三個性或愛的對象，就像不同的聲部合奏出一則樂章。那宗教呢？喬有段時間，每天都跟多位男人上床，因為行程安排得很緊湊，應接不暇。這裡指的不只是性，而是這些性對象有的想要進一步跟喬發展情感關係。面對這些討愛，喬乾脆用擲骰子來決定如何回應。她說，這是一種隨機的方式，好像把慾望的處理交付給一個更高的力量決定，很有信仰的意味。這可以視為是一種隱喻（癮喻），癮之行為，被一個更巨大的力量牽動操作，潛意識就是其中之一，性的驅力也是，這是癮的原動力；原動力沒有分別心，本身可以愛、生產、創造、連結，也可以破壞、攻擊，看似

冷酷無情。

溫尼考特曾在他的著作中，論述原始的冷酷無情，這是人類發展上自然存在，並有其必要性，如果太早揠苗助長，也就是，因著什麼要求而太快要結束這個原始的冷酷無情，反而對發展是沒什麼幫助的。溫尼考特強調客體，他說的通常是，母親的好好活著是重要的，因為嬰兒天生就是有這種原始冷酷無情和草率對待客體的本能，然而客體存活，表示這個原始的冷酷無情沒有真的造成什麼傷害，良性的循環就是，漸漸地，孩子自然地會開始感到罪疚感，所謂的道德感也會自然地萌生。這也許是溫尼考特何以會說，當小孩遊玩，顯露出身體興奮的過程，包括高峰、高潮和狂喜般的複雜反應，結果並沒有什麼事發生，這是很重要且有用的經驗。這是指什麼呢？例如，如果發生的是攻擊暴力的結果，這對小孩會造成挫折和壓力，但是這種肉體的極度興奮感，卻可能是未來能夠自由表達的基礎。喬讓自己的身體，強迫式重複地受到某種程度的傷害，有沒有可能是，原始的冷酷無情發展上，需要一個舞台呢？如果嬰幼兒原始發展的過程中遭遇到挫折，但該上演的還是會上演，嬰兒版本跟後來成人才找到舞台上演的版本，要付出的代價是完全不一樣！現實上，會令人感到不安或擔憂、遺憾的可

能是，這個舞台，本人需要走過了才有辦法回頭看，自己到底做了什麼？付上了多少代價？

　　喬提到自己在十二歲的時候，有著一個如夢似幻的奇異經驗是，體會到性高潮，但當下的情境並沒有具體的外在刺激。在傑隆帶著孩子離開之後，喬曾經要戒除對性的癮，她參加戒治團體並在生活上進行禁慾，某天她遇見了十二歲的那個自己，她決定要把自己很原始的慾望、身分認同，包括身為女性的認同，重新拾回。但在那之後，喬不得不面對現實的限制，她的身體因為虐打而受傷，出現慢性的痛楚。也是這個時候，她開始了討債的工作。喬用著過去自己的身體、性、情慾的經歷，獨樹一格地發展出自己的討債方式。她用言語，引誘債務人的情慾關鍵點，作為收債的途徑。此時，喬的情慾之夢，有點不一樣了。溫尼考特曾引介一個詞：「自我的高潮（ego-orgasm）」，他想要思索自我高潮裡「ecstasy（狂喜或心神迷醉）」的價值，這是溫尼考特意圖在客體關係的論述裡，加上古典的性學概念。他從小孩遊戲時的身體興奮感，所帶來的不同反應，來補充昇華概念的不足。昇華的概念，意指讓巨大能量的原能衝動，轉化成其它象徵式的活動，例如，文學藝術等象徵活動。如果小孩在成長經驗裡，和母親客體的關係緊密，會讓他們

缺乏某種「和自我相關」的經驗，溫尼考特說明，這種和自我的關係經驗裡，有著身體興奮的高峰反應。我試著理解溫尼考特可能要表達的，仍然不脫離他所要強調的中間地帶（過渡空間），更直白地說，原始的衝動，走到昇華，不是不勞而獲，也不是平白無故，更不是用跳接的，而是在中間過渡的過程，人的內在經歷了很多的事情，走到不同的地帶，各有各的高潮/高峰經驗。昇華，除了轉化成文化藝術生活；從原始衝動到外在世界之間的中間地帶，功夫做足，時機成熟，真誠關懷的能力才有機會發展出來。這個發自內心的關懷，是集結了對自己的認同、誠實與諒解，才有辦法達到。說起來好像很容易，只有短短幾個字，但一路上需要經歷多少血淚、汗水與受苦，只有身為用路人的自己才能體會。

最後，以電影後半段的故事作為結尾。喬跟塞里曼提到一次討債的經驗，她說她費了非常大的力氣試著誘惑某個男人，但任何性慾望、性癖好的形式，這男人就是不為所動。喬靈光一現，開始描述一個關於孩子的影像，原來這個男人性癖好的對象是孩童。男人十分羞恥地，哭著並央求喬，不要再說了，他會還錢。因為他的性慾對象是孩童，塞里曼聽了，表現出對這個男人的厭惡。然而，喬說，

她非常同情這個男人，因為自己於世間所不容的慾望被揭露了，她認為她掀開此事，可以說是摧毀了這個人，因為這個男人沒有告訴任何人這件事情，可能連他自己都不知道，喬說：「這個男人成功地克制了自己的慾望，他從未向自己的慾望投降，直到我強迫他這麼做，他生活在自我否定當中，且從未傷害任何人，我覺得這很值得讚揚……想想他們受的痛苦吧，性慾，是人類最強烈的力量，天生就不得不追隨禁忌之愛，一定是很痛苦的。那些寧願生活在自己的羞恥的慾望中，也不付諸行動的戀童癖者，應該獲得獎章。」

| 王盈彬

整型之癮

　　從佛洛伊德開始，精神分析診療室內孕育了精神分析的理論及其後來延伸的應用，同時間，診療室外的種種現實的素材，也鑲嵌在精神分析發展的脈絡中，甚至在連結診療室內外之間的通路本身，也有其可被探索的意識及潛意識。佛洛伊德對日常生活現象是存在許多好奇的，如夢、口誤、宗教、文學......，也不斷在這樣的生活現象和精神分析的可能連結的潛意識中，來回盤旋。

　　每個人都具有天生豐富的想像力和創造力，精神分析思維的態度與方式，很常採取的是──沒有好壞、無關對錯的自由聯想著......。一百年前的佛洛伊德，從一個臨床現象的疑惑好奇開始，從神經醫學到精神醫學，再到潛意識，逐步探索建構接近真相的歷程，所有現實世界的行為、語言、想法、情緒的背後，都存在著潛意識世界運作的軌跡，而且現實和潛意識兩方都在不停的交互影響。

　　於是，我們也要採取這樣的方式，就這麼開始

談論「整型之癮」，這牽涉到兩個主軸，一個是整型，一個是癮，兩者在精神分析的診療室內，及走出診療室外，也一樣存在著不同面向和層次的探索。

「癮」這件事

國際精神分析學會的網路研討會，甫於西元二零二零年十月舉行了一場與「癮」相關的網路會議，這是可以讓聽眾自由參與的節目，以下是在學會網頁上，關於此研討會的簡介：

> 「自從人類存在以來，癮就伴隨著人類。人類是天生依賴的物種，我們迫切需要其他人來開展我們對自己人性的認識。如果發生了早期的創傷或缺憾，我們可能會走一條與其他具體客體的連接路徑，來代替真實的人類鏈結。這些代替品，代替了過渡客體，其運作方式是暫時的，不會持續很長的時間。……精神分析治療師在嘗試著如何幫助成癮者（重新）建立人際連結，並找到更有意義的生活。一個存在的矛盾是，當精神分析治療師將成癮行為視為無生命的事物

時，會感到痛苦；而當成癮者將成癮行為歸屬於人性時，會感到的痛苦。每個人都是依賴的，並有潛在的成癮性。有了這些知識，我們作為精神分析治療師可能可以更好地理解成癮者所經歷的場景，並且穿越這些痛苦表層，找到一個真實的人的個人歷史。這麼做下去，參與治療的雙方可能會找到一種與藥物（合法或非法）或行為成癮有關的方法來了解，痛在哪裡，哪裡被遺漏了，以及為什麼患者選擇循著成癮的路徑。只有當成癮患者和精神分析治療師獲得資源，來分享生活中的具體或象徵性的生活經驗時，就可以產生希望，一起面對阻礙，並找到一種方式來喚醒人類世界中最具代表性的同情心和自我照顧的人性本能。」（王盈彬 譯）

　　從簡介中摘要出以下的部分，我認為是在探討「癮」這件事的重要思考點：代替、暫時、天生依賴、潛在成癮性、找到一個真實的人的個人歷史、希望、一起面對阻礙、同情心和自我照顧的人性本能。由這些思考點再擴展出關於人性、歷史、關係的豐富脈絡，並串連關於「整型」這件事。

　　在精神分析中用來探討「癮」的潛意識機轉之

一的「強迫式重複」，也是一個重要的可以同時進行了解的基礎，以下是在《精神分析詞彙》這本字典裡所整理的定義：

「第一、從實際的精神病理學的層次而言，強迫式重複，是源自潛意識中不可控管的朝向某種目標的進程。由於採取了這種行動，主體意識上故意將自己置於痛苦的境地，從而不斷重蹈覆轍，但同時間，他並不記得這個開始的原型；相反的，他卻有強烈的印象，認為這種情境完全是由當下的外在環境所決定。第二、在闡述強迫式重複的理論時，佛洛伊德將其視為自主義務（非慾望）因子，最終不能被簡化為只是一種享樂原則與現實原則相互作用的衝突動力。歸根結底，可以將其視為本能最一般也最保守的表達。……一般來說，被潛抑的部分，試圖以夢、症狀或行動的形式，在當下『回歸』：……一種未被理解的事物不可避免地會再次出現；就像一個未鬆綁的幽靈一樣，直到謎團被解開並且魔咒被打破，它才能安息。……在治療過程中出現的移情現象，證實了這種被潛抑的衝突，在與分析師的關係

中有重新出現的必要性。」（王盈彬 譯）[6]

　　當現實和想像、主體和客體間出現明顯無法消化的衝突時，潛意識會採取一種行動，看起來像是另一種衝突的呈現，但是更根本的是在保留一種等待的可能及注意力的轉移灌注，以求得未來重獲連結的可能性，也就如定義中的描述，謎團在等待著一個被解答的時刻前，自我所採取的行動，就是「強迫式重複」的概念。

　　在有了如上對「癮」的鋪陳，接下來就可以聚焦在「整型」這一個主軸上。一個行動可以有很多種層次和軸向的思考，「整型」這個行為本身，具有在各種領域的象徵性，因此，可以從各種不同的角度（美學、醫學、心理學、神話學、政治學、精神分析......）來切入。接下來，就讓我們由精神分析的立場出發。

定位：整型（修飾）與潛意識

　　凡事有了一個定位，可以協助我們在一致的出發點起步探索，而不至於亂了方寸。精神分析所屬的場域，是坐落在外在和內在、意識和潛意識、客

6 Laplanche，J. and Pontalis，J.B. （1973）. The Language of Psycho-Analysis. Int. Psycho-Anal. Lib.，94:1-497. London: The Hogarth Press and the Institute of Psycho-Analysis.

體和主體之交界處間的「一項研究心智活動的方法、一種治療的技術、與一門累積成型的科學」（佛洛伊德，1923）。這個交界處是一個過渡地帶，是要讓交界兩方之間，可以形成一種持續的對話流動，來處理兩方的共存。藉此類推到「整型」的主題，是身體和修飾的兩方交會，身體有許多不同的部位，修飾也有許多不同的形式、方法、時間、配件......，因此每一種與修飾相關的細分項與身體交界處之間，就有其可以探究的精神分析。再以此類推到身體修飾和其他與精神分析時常互動到的視角（美學、文學、經濟學、動力學、政治學......）所連結的交界處，也是有其各自可以進行的精神分析。這些不同視角的觀點組合，可以縮小到兩人之間，甚至是一個人的內在世界，接下來，我們將一起進入這一個位置──整型（修飾）與身體的交界處，先精神分析一番，然後再出發，擴展到所有讀者與文字之間。這個過程也像是佛洛伊德在1923年《Ego and Id》的文章中的推論過程，從地誌學到結構理論，再到伊底帕斯情結中的愛恨立論，再到生存和死亡本能的交錯，再回推到最原始的能量存在。當我們可以再多問一些「為什麼」，再多得到一些回答，這樣的來回，就經歷了以精神分析接近真相的過程。

定位好了所屬的位置，站穩了腳步，我們就開始可以由這些角度來出發思考，談論「整型」這件事，也就是──當我們遇見了一個身體修飾開始……

從診療室出發

臨床上，很容易發現各種在自己身上尋求身體外觀變化的主角們，他們通常不會容易地和精神分析治療師探討這些在身體上發生的事情（雙眼皮、刺青、面部整型、隆乳、穿孔……），也許時間不夠，也許場域不對，也許是等待被發現，也許覺得這不需要討論，當然也有可能潛意識運作著一種等待（被）探索的機會……。也就是對於這種行為的原因，除了當事者所陳述，或者一般所說的愛美的理由之外，仍存在許許多多在意識和潛意識的未知可能。然而，當我們發現已經定型的身體修飾後的樣貌，往往表示一個由身體、潛意識、自我、外在世界的平衡結果已經暫時達成，因此可能不會形成一個想要表達的「症狀」來呈現。

在此我無意反對美學的論點，一如有人宣稱愛美是人的天性，雖然這句話是什麼意思仍是值得探索的，甚至美學的討論在此反而應該是另一個重要

的焦點，因為那是一種對身體的美麗與個性的創造，而談論美麗和有個性的事情總是令人愉快與舒適。

然而，在這裡我則是先假設，另有當事者存在不知道或遺忘的理由，作為探索這個主題的出發點，這是另一個方向的出發，因此我也無意在「整型」這個議題採取批評的態度，反而是透過整型或修飾身體的這些動作，來探索理解人們豐富的潛意識運作。

在我所經驗到的一些可以討論這些事情的個案，可能因為細緻的美學是交由現代醫學科技和大眾文化所決定，而我確實不是美學專家或整型專家，於是焦點就常常可以放在這些內心對外觀變化前或後的可能影響，以及整型之後，如何影響自己或他人觀感的面向上。又或者因為某些不知道或遺忘的原因，使得有些人必須不斷重複執行整型的動作，成為一種整型之癮，唯有不斷進行，才有辦法滿足或抵抗一些尚未能被意識知道消化的想法或感受，而因此成為精神分析探索潛意識的素材。

人們也經常有這樣的經驗，當你決定開始留鬍子或剪短頭髮，常常不假他人之手就會做了決定，雖然有時候我們還是會自主先考慮目的而進行身體的改造，但是這些有明確因果關係且不會再過度疑

感的現象，自然無需再往潛意識探詢。另外一些，我們也許會開始想著，這樣的變化如何在我或他人的世界存在著，又或者不用多想，因為這就是一種直覺成形的存在。也有可能經歷如佛洛伊德的精神分析式論證所提到，所有的感覺都必須進到意識層面來，才有可能「被知道」，由外在世界來的透過感官即可，由內在世界潛意識來的，因為沒有語言，只能先用一種我們無法以意識理解的方式，先「被知道」了，然後我們才有機會慢慢的去知道並感覺這個「被知道」的內容是甚麼，在精神分析採取的策略就是觀察移情和詮釋。「被知道」了也就因此可以再細分：被聽到了、被看到了、被聞到了、被感覺到了⋯⋯。而身體的整型與修飾，自然是屬於「被看到了」的分項。

　　這一些分布在臨床和生活經驗中的形形色色，形成接續的組合式個案資料，提供來作為以下討論的素材。接下來的內容是開展性的文本，並非是想要歸納出一個答案，又或者主張這個答案就可以一體試用於相關的這個議題。

　　雖然我們會說，身體是我的，但是不可否認，這描述的複雜度會展現的是，身體的變動性和自我的變動性，還有身體和周遭環境的互動性。精神分析從佛洛伊德起家，即是以嘗試在心（psycho）和

身（soma）的互動裡開發新的觀點，這並不是簡化式的心理影響身體或身體影響心理的說法而已，這種概念在目前是日常生活的常識了。當我從深度心理學出發，更想要思索的心和身作為論述的主體時，它們都會宣稱自己的主體性，但是除了被說出來的想法外，還有那些在孩童時曾被覺得擁有的，但後來卻被遺失的想像，我從精神分析的角度主張，那些被遺忘的想像更是決定心和身如何互動的動力。

亞力桑德拉‧萊曼，是一位專精於研究身體表現的英國精神分析師，她有一系列的發表，其中也有關於「整型」這個議題的深入討論，她指出了人的身體與社會文化的關係：

「一個人的身體的主觀經驗是在被安排的家庭、被安排的文化和特定的時間點，所發展開的，也就是說，個體的身體（individual body），始終也是社會的身體（social body），重要的是，它也是性別的身體（gendered body）。身為女性身體的經歷與身為男性身體的經歷不同，而且會陸續被優勢文化對各個女性或男性身體的投射所感染（colored）。的確，我們不可能不從形塑

我們生活的各種文化、社會和政治論述中，來思考我們的身體，尤其是我們在追求理想外表時，這些也或多或少地對我們施加壓力。」（王盈彬譯）[7]

當我們每天一早準備出門之前，考慮穿著什麼樣的服裝、又或是整理如何的髮型、或者我先前提的留鬍子，除了考慮自己的心情，想要表現的自己，又或只是想如常一般的像平時的自己一樣，有著一個人的心理學，就像佛洛伊德在發展結構理論時，雖然他企圖以精神分析的純粹觀點來整理出我們的本我、自我、超我之間的存在和互動，但是其中還是有一部分必須回到身體的經驗與外在世界的互動關係來思考。

「跨文化概論清楚地表明，各種身體修飾的方法，已經進入西方和非西方的主流文化中：不僅是整型手術和處置，而且還有紋身（tattooing），穿孔（piercing）和割痕（scarification）。它們的廣泛使用，至少表明，有經驗這些做法的人中，要謹慎地避免太容易把此設定為病理的呈現。畢竟，我

7 Lemma，A.（2010）. Copies Without Originals: The Psychodynamics of Cosmetic Surgery. Psychoanal. Q.，79（1）:129-157

們都在修飾我們的身體，即使僅通過衣服、化妝品、染髮、牙齒矯正或隱形眼鏡；身體修飾本身並不是一群與『我們這群人』截然不同的異國之人。而且，身體修飾可以獲得更引人注目的品質，因此對它的追求可以作為將自我保持在一起的一種方式。」（王盈彬 譯）[8]

　　前述的一些日常生活裡常見的現象，也可以說是某種「微整型」。如果大家仔細觀察可以發現，其中有一些作為是可以被接受的，甚至覺得是日常生活裡的必要的一部分，但是有些則被當作是驚世駭俗的行為，有些甚至被當作是反社會的舉動，在這些微整型的現象裡所呈現的多元差異，也是值得未來再來思索的課題，畢竟就算是正常的舉動也是有著值得探索的深度心理學，作為豐富我們對自己潛意識的了解。可以一個人好奇的想，也可以找一個人學習如何想，先想再做、先做再想、做了不想、想了不做、做一部分想一部分、再想再做、再做再想……，如此也可以用來理解治療室內和外的差異性，這形成光譜般的存在，或甚至是三維空間的可能存在方式，也就造就正在閱讀此文的各種想

[8] Lemma，A.（2010）. Copies Without Originals: The Psychodynamics of Cosmetic Surgery. Psychoanal. Q.，79（1）:129-157

像。

　　這些尋求身體變化整型修飾的決定，並非總是指向精神病理的存在，也就是說，我們可以看到，每一個運作身體修飾的動作底下，都有其存在的潛意識，但是這並非決定是否屬於病態的關鍵。甚至在這裡，我擱置病態的說法，而是將這些舉動，當作是如光譜般具有不同質與量心理學的意義的表現，尤其是和生命早年的失落創傷的關係。不過我無意過於簡化這個容易被誤解為就是答案的說法，在診療室中，精神分析取向治療師的位置，是想要了解個案與整型手術處置相關的心理狀態，以及對他或她而言潛意識的意義，透過這些瞭解，來接近個案整體性的真實，而其初始，將會來自於個案的提問，有一些「為什麼」驅使著個案前進到診療室來找「治療師」。也因為如此，我們就會進入一種早期客體關係品質的情境，而這些經驗在診療室裡就會透過移情與反移情的反應歷程來呈現與演化，也正會展現出，我、身體、他之間的原始關係。

　　接下來大家會看到這些在診療室中的個案樣貌，甚至想像著在生活周遭的我們會如何遭遇這些議題，在此先做一個說明，精神分析選擇的工作面向是「潛意識」，在個案和我們心中都存在一種主觀的精神現實，通常和外在的客觀現實無法進行直

接的連結，就像看著這本書的同時，外在的客觀現實是在看書，但是內在的主觀精神現實是甚麼，或許自己清楚，但是也有可能還不是很清楚，提到這些並非要說清楚比較好或不清楚比較不好，而是在潛意識的探索裡，很自然地會遇到這些議題。我們在診療室內聽到的正面，可能在診療室外聽到的是負面，正是這樣的正負面差異，成就了精神分析工作的場域，也是我們每個個體在處理內在和外在時，必須遭遇的屬於交界處的議題。亞力桑德拉・萊曼也指出：

「當然，歸納各種身體修飾的意義和功能既無濟於事，也不可能的。因為鞏固身體修飾決策的動機是複雜而多樣的，表面上類同的身體修飾方法也可能有不同的目的。但是有一件事將它們鍵結在一起：就是我們的身體是在我們與他人的早期關係中開始發展，並持續開展下去（最特別的是與關鍵依附的人物）（Fonagy和Target 2007；Winnicott 1972），其修飾總是表達出內在關係的品質，並影響內部和外部的關係。我將描述我所見過的患者中的三種潛意識幻想：自製的幻想（self-made fantasy），回

收的幻想（reclaiming fantasy）和完美匹配的幻想（perfect-match fantasy）。我認為，這些幻想，對於這些個體而言，身體獲得了更引人注目的品質，可能被認為是個體的精神平衡（psychic equilibrium）所必需的。因此，了解鞏固進行整型手術或處置的主要潛意識幻想，對幫助這些患者至關重要。這些幻想並非互斥的：在任何給定時間點，對於任何給定的個人，整型手術的功能都可能發生變化，並受到不同幻想的支持鞏固。」（王盈彬 譯）[9]

亞力桑德拉・萊曼，提出了三種可以說明的類型，當然還有更多的類型存在。我會加上各種延伸來呼應並擴展這些內容。這些類型各自呈現了自體（self）和他人（other）關係的質地。這呼應了一開始的說明，當我們看到了任何人的身體修飾，並無法就說那是病態，這並非一種主張，而是從精神分析發展以來，我們就知道，所有行為現象的表徵，都只是冰山一角，當佛洛伊德一開始試圖歸納意識和潛意識的運作，經由詮釋即可消除潛抑，進而處理焦慮時發現，在潛意識中還存在更多尚未被

---

9 Lemma，A.（2010）. Copies Without Originals: The Psychodynamics of Cosmetic Surgery. Psychoanal. Q.，79（1）:129-157

發現的運作機轉與元素，如同結構理論中各種勢力的衝突與平衡。舉例來說，當我今天蓄鬍而來，有我一開始的想像和動機，一個月前的，一星期前的，今天早上的，和各位互動前的、互動中的、互動後的，而且還會再變動，當然有些是我未知的，也許未來會知道的。

理解這些行為底層的深度心理學，並非是要尋求對錯的要點，而是在這已經發生的事實上，以此為線索，深入身體、我、他人、社會之間的關係探索。

第一種類型：自製幻想 （self-made fantasy）

通過整型手術追求「美麗」，可以使人們從現實撤退，如同藉由自我退縮（self retreat）變成了相信自己可以創造自己（自我幻想）的呈現（self-made fantasy）。如以下的組合案例一。

組合案例一： (以下並非某特定案例，而是整合一些案例的描繪。)

「『治療師 ： 你覺得我美麗嗎？』每次只要一完成一部分的身體修飾，所有的自由聯想，都聚集在這一個問答中，回憶建構世界的過程突然停止運轉，她到底在問誰？又是誰應該要回話？所有企圖

繞開問題的澄清和詮釋，都被阻擋在這些問句之外，沒有回答就沒有接續。她訴說著，她如何理解和接受這些美麗的標準，然後一個一個把這些標準變成在自己的身上，然後要治療師直球回應她的努力。前幾次，我們還在汗流浹背的回顧她描述從小被丟包在不同的照顧者的處境，幾個小孩中，為什麼是她？在那混沌未明的困惑中，她巧合的發現她有如公主般的魅力，只是那是一個成人世界的建構，述說著成人的肢體語言，一個需要依賴的小小孩，藉此啜飲著成人世界的酒水，快樂嗎？好像是，但總還是缺了些甚麼。

但是她在意識上，尚未把此連結起來，追求美麗就是循著美麗的塑造軌跡；小時候的主觀需求與沒有答案的孤獨或被拋棄，如過往雲煙，孤立在她各個的解離世界中，沒有誰是因誰是果，沒有情緒沒有期待沒有希望，不僅僅是沒有，而是一種空洞，沒有想法這件事，沒有『沒有』，也沒有『想法』。突然，治療師感覺到一種恐懼傳遞而來，如果這些真的可以連結起來，那代表了甚麼，她被懂了，美麗就無法只是美麗，而是一種痛苦的掙扎和虛假，如果真相如此的難以承受，又為何要她從美麗醒來，來理解中間過程發生了甚麼事，為何不要讓她繼續，如果她真的需要一對可以想望著她的父

母，到底當年發生了甚麼事？探究這些的過程，不比做一次身體的修飾來的愉悅，又要經過如何的信念才能一起承受探索？就像個案所說，『如果你不覺得我整型之後變美麗了，這個探索就沒有意義了』」

我想問一個問題：為何斷裂會出現，是原本就不存在？等待連結、害怕連結、生氣連結、拒絕連結……或存在其他的種種可能？

如前所述，重點在變得更美麗，或者那是自己創造出來的美麗，大家會欣賞的美麗，前者是基於說得出來的外顯的理由，但是我們自然不會滿足於這種簡易的說法。至於自己創造出來的美，這其中隱含的自體和自主性，是一個廣大的課題，尤其是人們對於生命早年的記憶是常遺忘的，當一個人想要展現自體和自主性就會面臨一個重要的挑戰，現在想像的是自己的某項主張，那果真是如意識所覺得的，是來自自己的意願嗎？

這一個案例，我想要指出的一種解離或是斷裂的現象，可以用自體心理學的創始者寇哈特（Kohut），提及被催眠者的比喻來說明。當被催眠者醒來後，忘了被暗示的內容，但是後來某天他從好久未用的傘桶裡，拿起一把常用的傘，然後打開

傘做些檢查，但那時仍是好天氣，他不知自己有被暗示要拿出傘，但是別人疑問他，何以好天氣要拿傘出來，一般來說就會因對方的詢問，而給予一些說明，例如他當時可能解釋說，雨季快來了要先檢查傘，通常這種答案也可能依著不同人的疑問或質疑，而讓個案覺得對方的疑問是否善意惡意而有不同的說法。

這樣的比喻，可以用來說明生命早年的記憶，在後來被行動出來的現象，作為我們了解創傷和目睹創傷的深層心理脈絡，如果我們來推論寇哈特的說法，生命早年的創傷的經驗，由於常不被記憶，卻如同被催眠般的記得，會出現某種行動，或許也可以說是當年的創傷如某種自我催眠般的遺忘，卻在後來的行動裡做出被催眠的內容。例如在催眠的過程，某人被催眠後，被暗示他在醒來後的某個時候他會去拿起傘檢查傘，然後他從被催眠裡醒來。

這使得這些說明不論是否合理，或是有難以了解的理由，相對於他其實是被催眠而做出的行動的說明，卻變成某種防衛，不過這是不自覺的現象，顯現的是一個有趣的存在，那就是人對於不自覺的行動是有著後來的理由，但是真正的理由是被催眠暗示了，因此他後來的說明，如果我們不知他有被催眠，我們就會很快地接受他的說明，但是如果有

被催眠，使得他的後來的說明，反而變成某種干擾了我們對於原始內容的想像，我們可以說這是有著防衛的過程。

這是假設，個案後來在診療室裡所聚焦的重複說法和行動，常只是如被催眠（被他人或自己）後的行動，因為原本的動機是不被記憶的，而形成了如同是在潛意識裡。因此，我們想要了解那些創傷個案的心理起點是很困難，甚至是不可能的，如同被催眠者，他是難以再記得自己曾被催眠，或在創傷底下他為了生存下去，而對於眼前的困境給自己做了多少自我催眠，才能讓自己不致於被驚恐所完全淹沒，而難以生存下去。

因此我們可以說，一個人在主觀或客觀創傷情境下得以存活下來，常是經歷過自己在困惑裡給自己答案的自我催眠般，設定了自己未來可能要做什麼，而這構成了我們在臨床上常見的強迫式重複現象。我主張這是成癮現象的重要心理基礎和過程，雖然我並不是認為這幾個語詞所代表的過程，就足以說明臨床的複雜現象，而是仍需要更細緻的探索，因此目前的論點只是未來的某種基石而已，還不是可以說結論的時候，不然癮的問題不會如此難以解決。亞力桑德拉・萊曼也指出：

「在某些個案中，進行整型手術／處置，提供了處理那些無法反思的焦慮和衝突的基本功能。不管是實際上還是作為心靈上令人欣慰的幻想，傾向修飾身體的強迫式本質，都使這些患者與眾不同。對整容手術／處置越強迫式的追求，通常是對自我和客體的絕望和／或暴力狀態的支撐，這表徵了在該人精神經濟考量中，更持久、更核心的組織性功能。由於這些患者有一種特徵上未開發的可以反思自己感受（許多人起初並不了解自己的感受）的能力，因此工作進展緩慢，需要逐步引入思維觀念。儘管在移情中工作至關重要，但我發現這些患者首先需要輕輕地鼓勵他們簡單地闡述人際關係間的描述，然後才能運用在移情中的工作。在這方面，與夢一起工作特別有幫助，儘管這些患者中很少報告自發性的夢。重要的是，不僅要注意其防衛層面，而且還要注意夢所揭示患者逐步表徵經驗的企圖的方式。」（王盈彬 譯）[10]

我把這一種美麗，稱為是「為了美麗而美

---

[10] Lemma，A.（2010）. Copies Without Originals: The Psychodynamics of Cosmetic Surgery. Psychoanal. Q.，79（1）:129-157

麗」，換句話說，美麗開展的範圍停滯在很細緻的技術表現層次，就像寇哈特對被催眠者的比喻，有一種無法附著的創傷情緒和經驗，催生著自己發明各種合乎現實的理由，把深層古老的經驗記憶和情感都掉包了，只為了等待未來有一天潛意識的連結，雖然這一個等待的過程充滿了矛盾，矛盾到不想、不敢、甚至是忘了。在這之前，用一種自戀存在，自己可以創造自己，不須假手他人，形成一種癮，僵化在細細的考究和技術當中，也許這也可以比擬成在伊底帕斯情結中，閹割焦慮的存在，把愧疚感搬上了檯面，掩蓋了亂倫的慾望。

有些人的確是因此而快樂，但也有一些則是更加的不滿意也談不上快樂，順理成章的伴隨著情緒表現的漠然或是虛淺的情緒附著，就像在臉上塗上一層厚厚的彩妝或不斷細緻的整型處置，硬生生地呈現出完美的無瑕，一種恐怖平衡被潛意識中的自我支撐著，如同一個偉大城市的規劃和執行建設，底下埋藏的混亂與未成形的地基。雖然身體是否被如此看待可能依著社會民情而有不同的想像，有些覺得身體髮膚受之父母而不能任意調整，這是有些老調的說法，不過可能仍會潛在的影響某些人，或者更貼切的說法，在其它尚未知的動機下可能會以這些說法作為理由，去苛責自己和他人。但是當個

案仔細地描述著整型前的詳細規劃，美學如何展現在即將完工的手術之後，完全感受不到個案希望理解美麗背後的深層意義，彷彿製造和追隨美麗是天經地義的，不容質疑，這會讓自己有一種想努力的目標，努力的美麗。

然而聽在治療師的耳裡，卻透露出一種深層的恐懼和焦慮，不能讓這努力美麗的工作破滅，一點點都不可以，甚至任何對這些處置的好奇提問，都可能變成被攻擊排斥的入侵，或直接進入一種解離的存在，不須好奇也無須提問，這正展顯出這底層的早期客體關係的質地，是對理想化客體的想望和憤恨的組合，滿溢的情緒暫停了感受和思考的功能，彷彿一切都合理的接軌，但是不合情的遺漏了歷史的軌跡。我稱之為：合理不合情，因為太恨了或太衝突了，所以恨消失了或被解離了。這裡所使用的「理」和「情」，也是值得再深深細究的，暫且就把「理」和「情」類比為「理智」和「情感」。也就是這樣的整型合乎理性的發生了，然而情感性卻消失了。

不過就深度心理學來說，我們如何從這些現象裡發現什麼？我們可以更了解心智世界的潛在運作的規則是什麼？在心理上如何讓那些看似合理卻不合情的舉動，仍會重複的發生呢？例如何以那些以

美麗為目的的舉動，是有著要改變眼前的自己，以及透過改變自己，讓外在或內在的客體可以看見他的某些改變？我們是傾向會看見那些想要改變的現象裡某些重複的部分，而這重複的部分如同強迫式的重複（repetition compulsion）而構成某些癮的模樣，因此我不滿足於以美麗為理由，但我也相信可以有著某種，我們仍難以描繪出來的內在世界的美學存在著，只是由於無法以言語來描述，只能透過整型行動來展現它，如果我假設這種原始的美的欲求是存在著，是否這些個案能夠讓我們有機會，在漫長的分析過程裡，有著更細緻的材料來讓我們一窺究竟呢？

第二種類型：完美匹配的幻想（perfect-match fantasy）

整型，這是一種創建想要成為理想的自我（ideal self）的方式，因而避免了失去一個會鍾愛並渴望自我的客體的痛苦（完美匹配的幻想 perfect-match fantasy）。如同以下所談論的案例二所呈現的一部分。

組合案例二： (以下並非某特定案例，而是整合一些案例的描繪。)

「個案是早產的獨生女。她的母親由於併發

症，在分娩時處於嚴重的危險中，她回憶起在這些早期事件的陰影下成長的種種。她從父親那裡得知，她的母親在她出生後變得非常沮喪，並且『休假』而無法執行母職，正如家人所說，個案因此在父親和她年邁的祖父母的照顧下待了幾個月（父親經常出差）。因此，她在人生第一年的大部分時間中，母親並沒有能力回應她的需求或使她感到高興。她很早就告訴我，她的母親無法以母乳餵養她。她很清楚，她從未和她的母親親近過，而且她的母親從未對她有太大的興趣。……到了青春期，個案開始全神貫注於自己的小乳房，她感到自己很不吸引人，她告訴我，她幾乎沒辦法考慮其他事情，只能數著日子直到可以進行隆乳手術。……她討厭游泳和夏季，因為這暴露了她所說的『缺點』。她生動地表達出，在她的思想中，世界上到處都是乳房豐滿的婦女，她們有機會接觸男人和生活中的所有美好事物，而這讓她被世界拒絕了。」[11]

這裡我想提問的焦點是：為何乳房豐滿是一件美好的事？是理想？是渴望？是競爭？是模仿？……或其他的種種可能？

「母嬰之間的早期身體交流對於建立依

11 Lemma，A. （2010）. Copies Without Originals: The Psychodynamics of Cosmetic Surgery. Psychoanal. Q.，79（1）:129-157

附 (attachment) 至關重要，對於形塑理想自我的經驗也至關重要。首先，這種體驗是身體的體驗，在我們的餘生中，我們的身體調節著慾望。反過來，同在身體 (being-in-a-body) 的經歷則深深地受到他人所投射進入的慾望 (或缺乏) 所形塑 (Grosz 1990；Krueger 1989，2004； Lacan 1977；Schilder 1950)。在這方面，早期凝視關係和母嬰之間皮膚接觸的重要性，再怎麼強調也不為過。觸摸和視覺密不可分，是鞏固最早的身心經驗的單一軸向，最棒的是，注視和撫摸就會賦予愛的禮物。但是，如果這些不存在或供應不足，或者當注視和撫摸被仇恨、佔有或嫉羨所牽連，於是身體自我可能會被忽略、羞辱或侵犯。在這些情況下，被認為是造成內部不安或動盪的原因的身體就變成了畫布，在這畫布上，精神困擾 (psychic distress) 得以外部化並得以解決。慾望是母嬰關係最早的核心。為了接近同在身體 (being-in-a-body) 的體驗領域，因此考慮慾望是必不可少的。為了感到可以想望，我們依賴於他人對我們身體自我的性慾灌注，這在早期發展中至關重要。慾望過

多，孩子就會退縮，感到自己的身體被母親的『需求』所殖民。但是，缺乏母親的慾望可能會帶來同樣的問題。母親在處理嬰兒身體時的禁忌也會被不可抹滅的刻在身體上。不能被慾望的遺產就像滿足母親需求的壓力一樣隱蔽（Olivier 1989）。這可能導致需要改變給定的身體，以尋找會引起慾望的身體形式。我建議，在完美搭配的幻想中，身體修飾提供了創造出完美、理想身體的功能，該身體將保證對方的愛和渴望。」[12]　（王盈彬 譯）

我把這種美麗稱之為，「為了完整而美麗」，乍看之下合情合理，但是時間軸錯亂在把彼此可能的成長，停滯在母嬰初期的水乳交融，後來的演化為了配合持續這最初的密切的你我不分的愛，只好進行後續的隱藏與調整。在這裡思索的不僅是停滯後的影響，當年為何而停滯，更是另一個重要的命題，每段歷史的發展都有其隱藏的故事，之所以隱藏，牽涉到許多內在和外在的錯綜。理想化客體的重現與結合，將會保障主體需要的愛與渴望，由被動變成主動，甚至是一種創造。

---

[12] Lemma，A.（2010）. Copies Without Originals: The Psychodynamics of Cosmetic Surgery. Psychoanal. Q.，79（1）:129-157

嬰孩最初的認同是對父母親「愛」的認同，因為仍在比較原始的階段，所以被愛的存在就等同是一體同在（being），而隨著自我漸漸的成長，對客體的失落（伊底帕斯的閹割），應該產生的分化，可以形成對自我的特徵認同與客體漸漸的獨立存在。然而在這分離過程中，母親和嬰孩，如同超我和本我的互動，自我必須要謹慎的調節，才不會讓死亡本能崩解一切。當母親的慾望與嬰兒的需求不同調，只好彼此配合，甚至是轉換情感，變成一種誠心的認同，精神分析用「反向作用」來形容這種狀態，這不同調的需求，又該如何被理解或運作？不斷完美地呈現媽媽眼中的自己，放棄了自我認同或是把自我認同退行到原始的客體認同（being）或應該稱為融合（fusion），都可以是用來避免與所愛或愛我之人分離的焦慮。而這個完美，到底從何而來，想像還是現實？歷史還是未來？

第三種種類：回收幻想 （reclaiming fantasy）

　　整型，可能是驅逐那些潛意識地被身體識別為異物或會污染的客體的唯一方法 （回收幻想 reclaiming fantasy）。我們一樣由組合案例二的文本中的一段來延伸，在精神分析的運作中，一個象徵

往往可以具有多樣性的意義。

「......到了青春期，個案開始全神貫注於自己的小乳房，她感到自己很不吸引人，她告訴我，她幾乎沒辦法考慮其他事情，只能數著日子直到可以進行隆乳手術。......她討厭游泳和夏季，因為這暴露了她所說的『缺點』。」[13]

這裡的一個焦點提問是：為何我是小乳房？是事實？被處罰？給錯了？不被眷顧？......或其他的種種可能？

「當母親對個案身體的灌注不足，因此可能衍生對幻想的母性身體的忌妒。不管母親缺乏慾望的原因是什麼，自我都會將其經歷為拒絕給予滿足感所需要的東西。取而代之的是，母性客體沉浸於被扣留的『理想』商品中。被剝奪了足夠的滿足感後，自我就會感到很難被完成，並可能對被剝奪的對象懷恨在心。對於個案而言，這種不滿採取了一種非常具體的形式，即試圖通過隆胸為自己獲取母乳。也就是說，我將其理解為自我

13 Lemma，A.（2010）. Copies Without Originals: The Psychodynamics of Cosmetic Surgery. Psychoanal. Q., 79（1）:129-157

幻想的實現。……內在化的象徵性乳房是一種怨恨的存在，它暗示著有一種比嬰兒自己嘗試用它餵養的東西更好、更令人興奮的東西的存在。例如，個案覺得她的母親一直在為追求自己的活動和朋友而投入精力，這對個案是不利的。……這些治療通常被個案所主導，其內涵包含個案對母親當下對自己的時間要求而感到的憤怒。因此，我認為個案既感受到需要盡義務，也同時被貶抑的感覺，盡義務取代了感激之情，感激之情只有在自由地給予所收到的關係中才能蓬勃發展。與之形成鮮明對比的是，一個被強迫擁有的客體被體驗為擁有自我，因此該客體與自我被破壞性地聯繫在一起。」（王盈彬 譯）[14]

母親客體和個案主體之間上演的需求角力，各自有其主觀的論述發展，有一種可能，常常是母親做得再好，嬰孩還是有他自己當時的感受，而成就出一種主觀的現實，並以此為基礎的想像延伸；當然也有可能母親只是平常心，而嬰孩有著超越的需求；也可能真的母親失職了，而嬰孩還是殷殷期盼；還有其他更

---

[14] Lemma，A.（2010）. Copies Without Originals: The Psychodynamics of Cosmetic Surgery. Psychoanal. Q.，79（1）:129-157

多的可能，交織成這樣一幅母女的共演。

這樣的美麗像是為了恨而存在，我把它稱為「為了恨而美麗」，出於一種忌妒和妄想，競爭著得不到或不滿足的愛，或是對毒性的一種報復或重複，像是克萊恩筆下，母嬰關係間的愛恨情結，生存之戰，這種癮很痛，又或者隱隱作痛，以尋求美麗來包裝或淨化，彷彿自我創造了客體，避免再次失去理想的客體同時，也把象徵客體的部位，用整型的方式獨立於原本的個體之外。所以這一個整型過的乳房，既是成就了完美匹配的幻想（self match fantasy），也成就了回收幻想（reclaiming fantasy）。

我把這種樣貌，稱之為合情不合理的運作。一個物件同時包含了兩種矛盾的情感和念頭，這也許可以類同超我（superego）在佛洛伊德筆下，從自我（ego），到自我理想（ego ideal），到超我（superego），成形的歷程。一方面是自我理想的延伸，另一方面隨之而來的是嚴屬的批判，本我慾望的反向作用。也可能重疊了一種退行到口腔肛門期的攻擊外顯，進而以身體的接收和攻擊，作為表現方式，此時的身體既是自己的，也不是自己的，因為創造出來的就是可以供自己選擇運用，整型的部位，既是創造新的，也是破壞原有的，也是回收應該屬於自己的。

生死愛恨

前面三種潛意識幻想的組合，形塑了「為了完整而美麗」、「為了美麗而美麗」、「為了恨而美麗」的三種面貌，當然還有更多的「為......而美麗」的故事，藉此來說明，在整型之癮的背後，可以探索的無限潛意識的想像。這其中穿插的主軸，可以回到精神分析的發展中，生之本能和死之本能的二元運作，雖然仍有許多爭論中的議題，但是可以試著將這已經提出的三種美麗，坐落在這些可能的位置上，並非是要就此定位而畫上句點，而是希望以此作為比較具體的起點，畫上逗點，然後再出發，就如同當代的理論建構，已經進展到了超越生死的終極運作會是如何存在的絕對真實，又或者生死之間存在著如光譜般的層次。

生之本能所代表的愛，展開的診療室中的兩人對話；死亡本能所代表的恨，糾結阻礙了原本以為可以直線到達的成果，只能停下腳步，理解和處理這一個僵局，重新不斷來回尋找一條屬於兩人之間獨有的合作的道路。

嬰孩的出生成長，需要足夠好的照顧者的愛和關注，來協助整合尚未聚焦的自我，那是一個雙方你我不分的階段，是一個完整同在的概念，也是一個依賴的過程，這是生之本能的驅動，但是也暗藏

著是未成形或是退行回來的死亡威脅，「為了完整而美麗」的位置，坐落於此。

當自我慢慢地整合成形，和客體之間的關係漸漸可以出現界線，兩者之間各自的需求日益清晰的不同，開始伴隨理想和幻滅的消長，愛恨的運作成為主場焦點，愛恨交錯、又愛又恨、由愛生恨、由恨生愛……的劇碼，不斷上演，於是「為了恨而美麗」，就在這樣的情境下出現。而當這樣的情感強烈到會威脅主體的完整性時，暫時關閉情感也成為一種可能的表現，就如同「為了美麗而美麗」的潛意識運作一般。

當生死愛恨的焦慮角力，可以退居幕後，創造力可以脫穎而出時，整型或修飾身體這件事，就有了內外在可以彼此良性合作的平台，彷彿兩個世界的接軌，可以成就許多文化創作的展現，也就是接下來「文化之美」的所在。

美好的期待

有一種美麗，像成熟的藝術開展，我稱之為「文化之美」。那是一種追求美感變化的癮，如同溫尼考特描述的文化創意之所在，友善而體貼的現實，讓潛意識的幻想，從容的進到過渡空間，等待

著與現實的接軌，共享現實的開始。通常這些美學實踐家或藝術創作家，他們也都會理解及感受創作的感受和想法，一個自我，等待或尋求一種自我滿足的展現，並運用各種美學的技巧與媒材，或是透過身體的修飾，多樣的展現融合在生活之中。這種美麗把自我（self）與（媽媽）他人（(m)other），以一種相對美好成熟的客體關係為基礎來呈現，兩者都可以並存在這一個空間，並且可以有各自的獨立與合作的發展，只是一開始的依賴與愛，是不可避免的必須經歷一種可以繼續存在的演化、反思、變形（transformation）的過程。並非他們總是如此完美無瑕的運作，而是在一種可以流動、變化、遭遇、反思的過程中，不斷的演化。我稱呼，這是一種合情合理合時的創造等待。

「不論性本能或死亡本能，我是跟隨佛洛伊德的主張和他的描述，我們只是坐在非靠窗邊的人，聽他的描繪，至於我的想像，由於本能是無法被直接觸及，但是它所衍生出來的種種現象，如同我們現在看著天空的星星，一顆顆遙遠的星球，在幾千萬光年前投射出來的光和粒子。其實，我們只能看見這些光和粒子，而無法直接看見星球本身。

以看見星球來比喻，可以說明什麼嗎？是有些有趣的地方，例如當古代人看著天空的星光，不知那是什麼，但是就有好事者，每天看著星光，然後想像它可能是什麼，甚至希臘神話的內容，就和看著天空後所做的想像有關了。希臘神話，甚至成為後來文學和藝術的重要來源呢！有些人看著星光，後來走成占星術，將遠方的光的神秘不可解，和人生的神秘難測相結合，希望在一些可以掌握的概念裡，以占星術的說法，搭建人性的描述裡的一個支派。

　　不過，看著星星的夜空，也有人走出天文學和物理學，接近現代的科學觀。如果以觀察和想像星光的比喻，來談論本能是什麼，精神分析的行業，是類似古代至今一直看著夜空星光的人們，精神分析者看著眼前個案的種種症狀和問題，這些都是來自遙遠的時候，來自他們出生後衍生出來的現象，我們好奇想要了解是怎麼回事？它的原始來源是什麼？以及它是經由什麼機制，產生目前所出現的模樣？

　　從這方向來說，精神分析者重複觀察本能所投射出來的症狀和問題，是有天文學般

的科學成份，不過精神分析至今只是一百多年，仍有很多人依著類似的方式，在診療室裡觀察這些現象。論述仍在累積中，仍還不是完全了解，因此仍有不少的想像，如希臘神話般賦予那星光，一些有趣的人性故事。這些是想像，至今仍影響著我們看世界的方式和生活，雖然我們叫它為『神話』，一如溫尼科特主張的，人如果缺乏生命早年的錯覺，覺得自己是世上唯一的，那麼人的創造力是無法產生的。因此精神分析仍有想像的要素，而且需要想像的要素，作為持續觀察的基礎，讓我們對於人性或心靈是什麼，有機會和管道持續發展更多的想像或了解。」[15]

　　整型之癮背後，所隱藏的各種潛意識運作，也如同蔡榮裕醫師在上文指出的星系宇宙的運作一般，而我們治療師有幸碰觸到的，也僅僅是一部分可以浮上意識的潛意識，正如這篇文章一般，這是不斷擴展和值得探索的未知，而且不斷地會再進化。隨著各種學科的進展，所能夠解讀的運作會有更多元層次角度的觀察與反思，也許會理解更多的

---

[15]《失落的空洞感：在佛洛伊德的古典臉色裡找自己》頁243-244，蔡榮裕，無境文化，2019。

為什麼，但是也創造出更多的想像與更接近的真實。母嬰是一體的，這是無法反轉的歷程，意識浮現後，有意識上的選擇，然而，從一開始就留下來的身體，不斷延展訴說著自己的發展故事，自己和媽媽的發展故事，自己和媽媽以外的人的發展故事，再回頭看，這些故事從一開始，就都同時在發展……。

｜王明智

關於海洛因成癮的「痛苦與榮耀」

之一、客體

電影一開始，受創的中年/嬰兒薩瓦多浸泡在羊水一般的泳池裡。身體的感覺像是母親在遙遠童年放在搗衣溪水中的肥皂魚，只要把肥皂放在清澈的溪水中，魚兒就會聚攏過來。

回憶中的母親與姊妹淘在河畔洗衣，如果說薩瓦多像是肥皂，那母親與阿姨們的母性灌注就像魚兒般，成為童年早期的幸福景像。

皓日當空，年華似水。母親跟姊妹們唱著：

「一直陪伴在你身旁，知道你死於悲傷。在你身旁，在你身旁，永遠陪伴在你身旁，直到死於悲傷。別再看你雙眼，別再敲你門，夜裡不再踏進你家巷口石階。在你身旁，永遠陪伴在你身旁，直到我為愛而亡。」

這個回憶點出薩瓦多後來想透過海洛因，重返的伊甸園。

生命最開始，嬰兒與母親的幸福圖像。我們永遠需要有客體的陪伴，帶我們渡過許多難關。有時事情太過艱難，我們有太多失落，往前繼續的可能極乎其微，或許我們只能退回童年，退回生命的最初尋找支持。更受傷更絕望的人，差那麼一點就退回母親的子宮，讓自己浸泡漂浮於母親的羊水之中，那裏的世界一片祥和，沒有挫折與分別。再差那麼一點，我們就可以退到死亡，永恆的宇宙/母親懷抱。

這就是我們為什麼要上癮，特別是海洛因成癮，那種舒緩的療效，像是嬰兒享受母親的照料。

面頰滑落的淚水剛剛乾涸，身體得到安慰的輕撫，我們知道自己可以沉沉睡去，在母親的陪伴下不再悲傷。

如果，面對世道艱難，能有貴人願意伸出手，像母親般照料我們，指引我們方向，眼前的路不再無以為繼，或許就能有繼續走下去的可能......。

之二、痛苦

電影主角是個享譽國際的導演，薩瓦多，母親

過世後受背痛所苦，動了手術，導致行走移動困難，終至無法拍片。對一個以電影為職志的導演而言，無法拍片也意味著生命失去意義，只能等死。

片頭以普普藝術的動畫點出痛苦的主題，主角語帶嘲諷地說，自己是從渾身的病痛中，逐漸認識身體：

「失眠、慢性咽喉炎、中耳炎、胃食道逆流、胃潰瘍、全身神經痛、尤其是坐骨神經痛，身體各部位的肌肉疼痛，腰痛、背痛、肌腱炎、雙膝雙肩疼痛。耳鳴、氣喘、哮喘。各種頭痛、長期背痛，還做過脊椎融合手術，後背一半以上不能動。脊椎與肌肉就像希臘諸神，需要彼此犧牲才能連結。

除了可以具體描繪感受的痛苦，也蒙受許多抽象的痛苦；如恐慌、焦慮，讓心蒙受苦難，為我人生帶來煎熬與驚恐，因此憂鬱症與我共存多年。

在各種痛苦襲來的夜晚，我相信上帝並向祂祈禱，但僅有一種疼痛襲來的日子，我是個無神論者。」

精神分析認為身心是個連續的光譜，會交互投射，容受彼此想要傳達的訊息。很多因為身體痛苦

前來求診的病人，會被轉診至分析治療，意味著身體痛苦背後的心理訴求。

薩瓦多排山倒海的疼痛歷史讓人不禁咋舌，各色疼痛宛若宏大的身心交響曲，鋪陳出主角獨特的生命史詩。

最後一句：「在各種痛苦襲來的夜晚，我相信上帝並向祂祈禱，但僅有一種疼痛襲來的日子，我是個無神論者。」

讓人不禁玩味，究竟是哪一種痛苦呢？這種痛苦竟然超出神祇管轄的範圍，彷若被棄置，只能獨自承受，無人能知無人能解。

或許這就是痛中之痛的「藥癮」之痛。阿莫多瓦透過這部電影，為我們做最深的告白。

之三、他者

薩瓦多偶遇一位女演員，向她探聽一位老朋友的消息。三十年前，他們合作拍完《味道》這部電影便反目成仇，老死不相往來。最近電影中心修復這部老片，希望薩瓦多偕同老朋友阿爾貝多一起出席首映。

得到地址的薩瓦多去找阿爾貝多，老友家仍掛著《味道》的海報，海報上挑逗的舌尖舔舐著櫻櫻紅唇。

阿爾貝多盡釋前嫌地說：流言跟人一樣都會老去。

薩瓦多也心有所感：我花了32年才跟《味道》這部電影重修舊好。

看來兩人都有意面對三十年前那場衝突。此時薩瓦多瞥見阿爾貝多擱在桌上的錫箔紙包裹著海洛因。三十多年過去，阿爾貝多還是沒有戒掉海洛因。

過去因為海洛因導致阿爾貝多在電影中表現欠佳，讓薩瓦多大動肝火。沒想到此刻的薩瓦多竟提議服用阿爾貝多的海洛因。

服用後的薩瓦多沉沉睡去，有那麼一刻，回到童年場景，似乎擺脫了背痛痼疾，得到難得的安慰與平靜......。

曾經對薩瓦多是「他者」的阿爾貝多與海洛因，竟然變得如此貼合。到底發生甚麼事呢？

之四、醒着做夢

電影的劇情就是靠著海洛因推進，無論是回憶、夢、幻想、幻覺，都為這部電影擴展至魔幻寫實的空間。

這個空間非常重要，就像Winnicott說的過渡空間，也像是一個退行（regression）之處，帶我們穿

越時空 ，引領我們回到遺忘的生命現場，感受生命的另一種可能。

精神分析講到這種空間的理論家不少，佛洛伊德算是開路先鋒，他的世紀之書《夢的解析》為我們開啟意識生活之外的另一片天地。

佛洛伊德在《夢的解析》談到「顯夢」與「隱夢」。當我們帶夢到分析中，原先的記憶片段，因我們敘事而變得完整。更別說當我們面對治療師，又會下意識地修改夢的內容，這就是「顯夢」。

「顯夢」是潛意識透過夢工作（dream work）加工後的成果，原本最深的衝突與欲求（wish）已被掩蓋而難以觸及。透過夢的解析才能揭露隱藏的意義，這就是「隱夢」。

蔡榮裕醫師在《失落的空洞感》中把「顯夢」與「隱夢」的體驗拓展至清醒的領域：

> 「對比昂來說，他是想要把佛洛伊德對於夜夢裡的防衛機制──『夢工作』推衍至白天的生活裡。也就是他主張佛洛伊德從夜夢裡所建構的觀點不會只出現在夜間睡覺時，而是在白天清醒時也會有這些心理機制在工作。也就是『夢工作』不會只是在要形成夢時才會工作，而是『夢工作』的心理防

衛機制就是潛在裡隨時在運作的心理機制，這就像平時我們常聽到，有人說他不知道自己在做什麼，從另一角度來說，就是另有潛在不自覺的動機，讓他做出某些行為或者和他人的關係模式。

意味著兒童當年的想像，可能如同Bion說的waking dream，或是佛洛伊德說的，早年的記憶它們是被遺忘的，後來是以行動作為早年記憶的展現，後來當有了某些行動時就會有此刻的說明，何以這麼做？他會有所說明來解釋他人的疑問，但這是此刻的說詞，如同前述對被催眠後的行動有所說明。

如果要說我們意圖推演生命早年的心理史，意味就像推論建構當年的史詩是什麼，而且這是戰爭的史詩，是當年為了在創傷失落裡存活下來的掙扎史，也是和命運戰爭的史詩。雖然當時心中對於命運是什麼東西，更是令人好奇的想像，可能和成人對於命運的想法和嘆息是有所不同。也就是，如果命運是他的敵人，讓他難以滿足的對象，那麼他當時建構的心理敵人是什麼呢？」[16]

---

[16] 《失落的空洞感》，蔡榮裕，無境文化，2019。

比昂（Bion）說的清醒夢思（waking dream），主要是動用alpha功能，處理種種感官印象、幻想、情緒、身體感覺，致使主體得以產生接觸屏障（contact barrier），這個屏障是區分意識與潛意識的接觸點。waking dream的功能讓我們可以更進一步地了解此刻的說明背後隱藏的是什麼。

比昂對於夢工作的過程比較不是從防衛的觀點看待，而是進一步地強調夢思的積極功能。也就是夢能促進我們感受與思考，協助我們面對心理痛苦與心靈真實。

要產生waking dream的狀態並不容易，心智需有相當程度的敞開與柔軟。薩瓦多痛苦叢生的身體緊繃之至，宛如心靈世界的表徵，互為表裡地共演出近乎自虐的陪葬過程。按蔡榮裕醫師的比喻，這是一個早年創傷的掙扎史，相當於戰爭的史詩等級。

於是我們不難理解這時他求助於海洛因，作為一種面對命運之戰的起手式。海洛因讓他堅硬的肉體與心靈得以放鬆，紓解創傷的無以為繼，好從層層交疊如疊石重壓之中掙出一點縫隙，讓他可以放開手，順著生命之流，往潛意識再靠近一點。

身為一位創作者，我相信薩瓦多本身就有很強的alpha功能，海洛因解除他的防衛後，讓他產生某種虛實難分近乎waking dream的狀態，使他可以他開

啟自我療癒之旅。

「你說，你不知道為什麼，就是快樂不起來，你記不起來，是不是發生什麼事，才會讓你變得很難快樂？需要回到曖昧裡，愛與恨，在你的心裡從小就盤根錯節，直到你認出它們前，它們早就存在了。由於盤根錯節，你一心一意，想要在生活裡，找出愛和恨。但是當你想說愛恨交織時，可能更是愛恨盤根錯節了，難分難解的意思，而不是假設裡愛恨分明的交纏。

你這麼說是在挑戰記憶的課題嗎？我是否朝向讓你可以談論，找出是什麼事件的記憶，你就可以再找回快樂嗎？人生找回快樂是用這種方式嗎？能不能快樂，不是就在一瞬間嗎？或許你的疑惑還是有些道理，你說記不起來發生了什麼事，我是難以確定是否找回那些記憶，就能使你快樂起來？甚至，是否『忘記了』，才是最佳的方式，反而可以使你快樂或使你不會那麼不快樂？不過，既然你提到，人生如苦海，倒是讓我想像一些理論上的課題，我還不知這些聯想會有什麼用處，但就先不管用處吧。

84

從screen memory出發，這是螢幕記憶或屏幕記憶，或是我們想像中的，腦海裡島嶼般的記憶。以腦海比喻，是個有趣的說法，若要以海洋和島嶼關係來想像，總是需要島嶼作為日常生息的所在，那裡是記憶累積，也是記憶散失的所在。如果累積有它的意義，而散失也有它的意義，何以人無法一一記得所有的事情呢？如果人類發展有這種可能性，何以不是如此發展？是否因為人有了情感，尤其是苦痛的情感，而這種情感的起源是什麼呢？在島嶼的記憶裡，或在海洋裡有記憶嗎？如果以linking來想像，好像船隻在島嶼間航行和交易，交易了什麼呢？只有物品的以物易物嗎？是否另有其它的記憶和情感，一如海底沉船上的東西。

　　如果記得的內容是散置的不同島嶼，而遺忘的內容也是散置的島嶼，只是它們是以影子的方式存在，這是個好的比喻嗎？以影子儲存記憶的島嶼，一如我們常說的，陰陽裡的陰。這些影子一定是一般說的陰影嗎？陰影是有負面情緒的意義，是否有那種不是陰影的影子記憶？」[17]

17 《不是想死，只是不知怎麼活下去？》，蔡榮裕，無境文化，2020。

或許我們可以說，海洛因讓薩瓦多從此有了可以投影的屏幕記憶。就像他初次使用海洛因沉沉睡去，投影在他心底的東西，栩栩如生，就像醒著做夢，也像看電影。特別是從觀眾的角度，也讓我們不禁困惑，究竟看到的是他的童年？還是屏幕記憶？是他拍的電影？還是他的夢境？或許連這些都沒有區別，而這種感覺，或許就是比昂說的waking dream。人生何嘗不是？

這個可投影的屏幕記憶在過去是透過他的電影創作達成，也是蔡榮裕醫師形容的「島嶼」，以及「顯夢」。從「顯夢」出發，從電影創作出發，也像從waking dream出發，都能夠讓我們抵達，想要抵達的「影子般的島嶼」（隱夢），亦或是童年記憶的建構，或者是那些被拋棄的，最原初的，第一道原汁的情感體驗。雖然這些體驗常常是在我們陷落之後，才會張皇想起。

話說回來，電影像醒著做夢，電影裡的意象、象徵，還有那些細微感覺，被藝術的形式轉化，宛如waking dream，讓我們把雜蕪荒誕的人生，化成具有美學以及倫理學價值的故事（narrative）。

之五、死亡的洞穴

記憶中薩多瓦和母親夜宿車站，跟婆婆吵架的母親準備帶他投靠父親。母親怕他著涼，幫他蓋被時發

現襪子破了，拿出雞蛋般的卵石，要幫他補綴。

小小年紀的薩瓦多懷抱著電影夢，深受好萊塢電影影響，他將這個感傷的場景，透過理想化修飾地比較容易忍受。

薩瓦多問母親：伊莉莎白泰勒與勞勃泰勒是兄妹嗎？伊莉莎白泰勒會幫勞勃泰勒縫補襪子嗎？
母親說：她看起來不像喜歡縫補襪子的樣子。

在此可以看出薩瓦多跟母親心靈迥異的運作：母親是堅忍不拔地面對現實；而薩瓦多卻要遠離現實，染上夢幻色彩，天真地依循內心的欲望，一意孤行地想克服萬事萬物的無常。

或許這兩種功能也是藝術創作的一體兩面，經常互為表裡，攜手同行。

常有許多人說精神分析看待事物太過犀利，少了份朦朧的美感，卻忽略精神分析在象徵層次轉化事物的面向。同樣的事物透過象徵轉化可以賦予不同的風貌，透過這個過程，活化了大腦網絡的連結，心靈生活也愈發豐富。

相對藥癮，是使用具體的物質來解除痛苦，並非透過象徵。精神分析在面對心靈的痛苦時，總是堅持著勇者無懼的姿態，佛洛伊德晚年身受口腔癌之苦，卻堅持不用嗎啡緩解痛苦，因為想要保持心智清明，好閱讀思考寫作。

同樣的痛苦也發生在這對可憐的母子，他們滿心期盼地投靠父親，卻換來殘破不堪的新家——竟然要住在陰暗的地下洞穴裡。母親難掩失望之情，仍強打起精神跟父親說，她會把洞穴整理得像個家。

　　小時候居住的洞穴，對比着薩瓦多現在的豪宅，讓人五味雜陳。

　　深受痛苦折磨的薩瓦多，總會把家裡的燈全部關掉，更顯得屋內具有碩大的孤寂，宛如黑暗的博物館，收藏的藝術品像是漂浮於空氣中的幽靈。

　　現在，他的家就是一個巨大的墓穴，薩瓦多以豪華的嗜好陪葬自己......。

　　睡前閱讀的小說，頗能呼應此刻心情：

　　「他是死神見過最孤獨的人，那時我進到約翰房裡，他把自己捲縮成一團，沒有留位子給我。所以我為自己留了點空間，他醒來，我們做了愛。但寂寞糾纏著我，無法將它逐出心房。我們如此貼近彼此，心卻依然待在各自的世界。」

　　這段文字痛徹心扉地翻攪著薩瓦多的心，雖生猶死的孤寂使他頭痛不堪。

　　每當心靈的痛楚無法被象徵轉化，就會以身體的形式表現出來，或許薩瓦多正思念著分手的情人。

剛好阿爾貝多前來找他。薩瓦多拿出酒來招待老友時忽然噎到，無來由猛烈的咳嗽非常駭人，彷彿下一刻就要窒息。或許是阿爾貝多的造訪讓他噎到，或是小說的段落讓他難以下嚥。

面對心靈的衝擊，薩瓦多選擇不去容受這些感覺，第一個反應就是拒絕感覺進入心中。薩瓦多的身體成為心靈的防護罩，堅硬無比，無法動彈。

薩瓦多一定程度已經讓自己死去，這個堅硬無比的身體外殼成為他的棺木，看來他已葬送自己好長一段時間。

為了撫平痛苦，阿爾貝多又拿出海洛因。兩人分享了一陣。

此時電視螢幕播映著兩位少女仰躺在碧藍的泳池隨意漂浮。

阿莫多瓦總是能透過影像製造一種詩意的效果。畫面一片平和，泳池的藍卻像墨水般黯淡，表面的平靜讓人隱隱不安，或許這種平靜自有它的危險，似乎可以感覺水面下，死神正伸出手，要把薩瓦多往下拉，沉至永遠的靜謐。

佛洛伊德曾經在《自我與本我》文中，形容死之本能對比著生之喧嘩，總是無比沉默。分析師馬修安文斯在《佛洛伊德的輓歌》也描述過這種宏大的靜謐：

「安娜佛洛伊德與父親到塔特拉渡假，看到美景時哀嘆說：真希望可以永遠停駐。佛洛伊德說：這樣一來快樂便被破壞了，正因為無法長久，快樂才會存在。

剛開始安娜剛以為這是古怪的觀念，但她持續思索這個問題，從小就渴望永恆的寧靜，覺得人生就像是乘車前進，你必須下來走走才會活著。

……又想到德國靠近北海岸菲斯蘭的風景，感覺那裏真美，在那之外是一片虛無。彷彿土地消逝處，是某種神祕、偉大、真實事物的起點。這種感覺一直等到她看了《超越快樂原則》，想到：或許她渴望的寧靜永恆就是死亡本身。」

之六、過渡客體

阿爾貝多無事可做，打開薩瓦多的電腦，螢幕上有許多未完的故事。一個故事映入眼簾，引起他的注意，叫做《成癮》。

「電影總讓我聯想到夏夜微風，從前人們只在夏天看電影，電影投影在碩大、石灰白的牆上。

我對有水的電影特別有印象，瀑布、海灘、海底，河流與湧泉。光是聽見水聲，便能引起孩子們止不住的尿意。

　　我們就地在螢幕兩側尿了起來。所以我童年的電影記憶裡總伴隨著尿味。」

　　阿爾貝多唸著台詞，旁邊的布幕播映著俊男美女河流瀑布。讓我們分不清是真實還是夢境，這個聲音到底是阿爾貝多，還是薩瓦多內心的呢喃。

　　「以及茉莉花香味，還有夏季微風......。」

　　此時螢幕浮現瑪麗蓮夢露的倩影，唱著：擁抱我，擁我入你懷中。

　　鏡頭滑至薩多瓦的眼眸，我們才明瞭剛剛的幻境乃因海洛因而生......。

　　Miller在其《*Heroin Addiction：The Needle as Transitional Object*》一文中，如此形容海洛因成癮作為過渡客體的心理意義：

　　　　「在藥癮的脈絡中，『過渡客體』一詞
　　　意味著嬰兒首次抓取了『非我的擁有』，特
　　　徵是無生命和珍視的物件（柔軟的毯子，玩
　　　具泰迪熊等），與原初的愛戀客體在情感與

身體分離的過程中，具有獨特氣味並連結到對母親的情感。」（Moore＆Fine，1990，p.205）

「就像Greenacre（1960）說的那樣：『Winnicott（1953）所描述的過渡客體……是與母親身體進行接觸的需求紀念物，在嬰兒對客體堅持的偏愛中得到觸動人心的表達，柔軟、柔韌、觸感溫暖，特別保持人體氣味的飽滿……。通常將客體按壓在靠近鼻子附近的臉龐，此一事實傳達了，它可以妥善地替代母親的乳房或柔軟的脖子』（p.208）。對海洛因成癮者來說，過渡客體的概念已然轉變為病理的過程。」

海洛因對薩瓦多具有過渡客體的功能。薩瓦多在吸食海洛因之後所產生的幻覺，朦朧夢幻，輕柔舒緩，就像是小嬰兒貼近母親的乳房，母性的溫暖與滋養剎那間治癒了心靈的痛楚。

薩瓦多的幻覺被投影在電影銀幕上，如此貼近童年記憶，也連結到我們的觀影經驗。阿莫多瓦製造一種waking dream的體驗。

如果我們細心留意，這些被投影在銀幕上的屏幕記憶，某種程度也映射出在洞穴度過的貧窮童年，背後種種屈辱、無奈，這些都被好萊塢電影

（另一種過渡客體）理想化的情懷所拯救。

因此我們也可以說，陪伴薩瓦多度過心靈痛苦的過渡客體，除了海洛因（死的面向），當然也包括了電影（生的面向）。

之七、自我的分裂

「你在那邊幹什麼？」薩瓦多問
阿爾貝多說：「讀你，我剛讀完你的《成癮》。」
「你不該這麼做。」
「你昏沉睡著，我總要找點事做。我想演出你的《成癮》。」
「你跟那個文本不搭。」
「別忘了我是個演員，而且歷・盡・滄・桑。」

「歷・盡・滄・桑」這個詞引起我的注意，讓我從精神分析有關「驅力理論」的概念出發。

我們知道生之本能的基礎就是「性」，當然這個「性」並非僅是成人的性，更多時候是嬰兒的性。然而有關性的慾望，並不總是要得到滿足。有時候它有違社會道德，有時候威脅我們的生存。這個時候我們就需要desexualized，去性化，也就是拿走這股能量，去除關於性的色彩，但如果凡事都要去性化，這個世界就變得沒有色彩。

因此還有一種解方就是non-desexualized，非去性化。意思就是看似表現為去性化，裏頭卻還帶著性的滿足。譬如在Hanna Segal就曾舉例，一位小提琴家在台上演奏小提琴就象徵層面來說，也像在撫觸女體，演奏樂器就是與她交歡。

精神分析就是這樣曲曲折折，見山是山、見山不是山、見山又是山，一路走來許多故事百轉千迴，這悠悠蕩蕩的歷史就是所謂的「歷‧盡‧滄‧桑」。

讓我們繼續把故事說下去。

阿爾貝多說服薩多瓦讓他演那個故事，他極力想要復出，但是薩瓦多寫下這個故事僅是為了遺忘，因此兩人爭吵不休。

兩人吵完架後薩瓦多依然跟阿爾貝多要了剩下的海洛因。

在此我們看到兩位角色經過三十年後巧妙的轉換：三十年前薩瓦多道貌岸然地批評阿爾貝多沉淪毒海，毀掉自己的演員生涯。三十年後，阿爾貝多掙扎地從藥癮中站起來，薩瓦多卻執意地讓自己一步步地深陷藥癮。

幾天後的電影節，薩瓦多臨時決定不去映後座談，不想讓觀眾看到嗑藥的他口齒不清。

結果映後座談陰錯陽差地代之以電話訪問，嗑

藥的兩人讓整個座談變成爆料大會，荒腔走板。

觀眾問薩瓦多：「為何拍完電影後跟阿爾貝多分道揚鑣？」薩瓦多說：「因為阿爾貝多沒有演出劇中那個靈活有趣的海洛因成癮者，詮釋的太過沉重。並不是因為他做不到，而是他吸了太多海洛因造成反效果。」不過經過那麼多年，薩瓦多發現，當時阿爾貝多的詮釋是對的，沉重的表演反而讓這個角色更有份量。

此話一出等於當眾暴露阿爾貝多的藥癮，使阿爾貝多備感羞辱，一番爭執後憤而離去。

「我厭惡藥癮下無用的人生，此刻也才能明確感受，遠離這寂寥多麼輕而易舉，若我真心有心用心想放下。」

薩瓦多跑來跟阿爾貝多討論劇本，說《成癮》是一篇懺悔文，不想讓人知道作者是他，於是編劇導演就掛阿爾貝多的名字。

一本正經說完之後，又問如何取得海洛因。

阿爾貝多說，現在訂購藥物非常方便，一通電話就像Pizza送到家。

薩瓦多本來想跟阿爾貝多一起嗑藥，阿爾貝多卻說不行，他現在正在減量，好讓自己可以工作。

因為他不想遺漏劇本的任何一分感情。薩瓦多問他如何做到？阿爾貝多說經過多次的戒斷，才能撐到現在。此時眼神閃現一絲悲涼，道盡成為藥物奴隸的身不由己。

阿莫多瓦設定的角色轉換令人印象深刻。

經過三十年，薩瓦多更能夠體會阿爾貝多當時的心境，對阿爾貝多多了幾分同理心。

換個角度，我們也可以說，這兩個角色像薩瓦多內心的兩個面向，如同自我的分裂，一個是藝術家的自我，另一個則是癮君子的自我。

過往這兩個自我各行其是，衝突對立。至今，這兩個自我看到彼此，試圖了解，扶持彼此（holding）且涵容彼此（containing）。這個過程非常動人，也造就了劇本演出的成功。

佛洛伊德在《*Splitting of the Ego in the Process of Defence*》（Freud，1938）就曾提到自我的分裂：

> 「一個孩子的自我在強大本能需求的控制下，習慣滿足這個需求，突然被一種經驗嚇到，就是這種滿足的持續會導致無法承受的真實危險。現在，他必須決定要嘛承認真正的危險，就此讓步，放棄本能滿足。要嘛

放棄現實，讓自己相信沒甚麼好擔心，以便保留滿足感。因此，本能的需求與現實的禁制間存在衝突。但是實際上，孩子沒有做出選擇，或者說他同時選擇兩者，彼此並無不同。他用兩個相反的反應來回答衝突，這兩個反應都是有效的。一方面，在某些機制的協助下拒絕現實，拒絕接受任何禁令；另一方面，他以同樣的口吻認識到現實的危險，接管對危險的恐懼，將其視為一種病理症狀，隨後試圖擺脫恐懼。必須承認這是對困難的非常巧妙的解方。爭端的雙方都應分享自己的本分：允許本能保留其滿足感，並表現出對現實的適當尊重。但是一切都必須以一種或另一種方式付出，而這種成功是以自我的分裂為代價的，這種分裂永遠無法治愈，但是隨著時間的流逝而增加。衝突的兩個相反反應仍是自我分裂的中心。整個過程對我們來說似乎很奇怪，因為我們理所當然地認為自我過程具有綜合性。但我們顯然大錯特錯。自我的綜合功能儘管極為重要，但仍受特定條件的影響，並容易受到各種干擾。」

這裡談的自我綜合，近似於我們現在常說的「整合」，那何謂「整合」？

　　就像把分散各地的棄兒認領回來，如果沒有這個「看見」，讓自己好好跟這些被自己棄置，分裂出去的自我相處，並有一番體會，整合不會發生。這些分裂出去且未被認知的自我將各行其是。

　　有趣的是，這個現象不僅發生在病人，當然也發生在治療師這端。

　　佛洛伊德早期強調的如鏡子般中立的分析技術，忽略了分析師在臨床現場的非理性感情（也就是後來定義的『反移情』），結果也發生反移情與理智分裂的現象。嚴重的話，還會導致治療師的行動化。

　　Irma Brenman Pick在《*Working Through in the Countertransference*》就提到這種情況，他舉了一個例子說明：

　　　　「一名病人報告以下的情況：當她出生時，有人建議母親將18個月大的哥哥帶到遠方親戚那裡，方便母親有餘裕照料新生兒。當男孩在六週後回家，母親驚駭地發現他竟然認不得父母，母親說，在那之後『野馬也不會把他們分開』。

這個隱喻與分析實踐的關係令我震驚。我認為佛洛伊德對鏡子的比喻，或作為外科醫生的分析師所包含的建議，隱含着一種暗示，為了適當地照顧病人的潛意識，分析師應當盡可能地遠離情感。

這種態度的後果導致對基本領域的無知，會帶來危險，亦即，當分裂的情感恢復，『野馬不會將其分開』，會有採取行動的危險。想像這種分裂的情感不會回返，跟我們心理生活的理論背道而馳。」

之八、藝術的力量

「我和馬席洛在擠滿人的洗手間認識，那不是我第一次遇見他，但就在那晚，我們第一次相遇。

我發現我喜歡上這個男孩，整個週末我們都在床上度過，不知不覺一年過去，我們再也無法失去彼此。

1981年的馬德里是我們的歸宿，有一天我發現馬席洛臉色異常蒼白，越來越瘦，眼圈發黑，我問他是否需要幫忙？他向我懺悔他墮落抽了海洛因。我沒用過所以非常驚訝，我喝酒、吸古柯鹼、跟許多人一樣。我覺得那很不好，我不喜歡。

當時我忙得昏天暗地，寫夜間報導，上音樂節目擔任龐克樂團的主唱。籌備的第一部電影開拍，首映成功獲得好評。隨即籌備第二部電影，再開拍。

有上千件事要做，都沒睡好。但是馬席洛卻日漸憔悴癱坐在家中沙發，把自己關在浴室，出門就去陌生的地方。

夜晚我總排徊在窗櫺與床褥間，等待門鈴作響。用鬥牛比喻的話，馬德里變成一座艱難的鬥牛場。

所以我們不斷旅行，任何能離開馬德里的機會都不放過。剛開始那幾天最慘，我一邊照顧出現戒斷症狀的馬席洛，一邊寫作，忘了是怎麼辦到的。那時他還年輕，三四天症狀就消失了，之後我們像孩子般繼續出門享受人生。

我記得象牙海岸，十幾名年輕肌肉猛男在河邊洗衣，貼在輪胎上。哈瓦那馬雷貢濱海大道上，日與夜的景色，哈瓦那舊城裡輕柔的打擊節奏不曾停歇。我還記得在墨西哥城馬席洛與我微醺著，沉浸在查維拉愛人之夜的歌聲裡。

（歌曲）我渴望船舶回港時的雀躍，數以千計榮耀的鐘聲震天響起。

逃離馬德里的那些旅程裡，也逃離海洛因，成為滋養我的絕佳良師。旅行中我找到好些靈感，寫出的故事留待多年慢慢訴說，總能找到妝點它的色彩。

但我們不可能一輩子旅行，總有一天還是要回到馬德里。當時的馬德里像是一座礦場，像是困著時間的死城，我絕望的不知如何是好。

只能日復一日，這樣的日子過了三年之久。我以為我的愛能戰勝他的藥癮，但我錯了，光有愛並不夠，愛情或許能撼動山林，但仍不能拯救你愛的人。

兒時在投影電影的白牆下，我總為主角禱告，懇求他們度過難關。但天不從我願，娜坦莉華與夢露都救不回來。爾後我嘗試拯救馬席洛，但若馬席洛得救他也會離去，我則繼續待在馬德里。

是‧電‧影‧救‧了‧我。」

—— 《成癮》劇本

阿爾貝多在小劇場演出成功。透過這個演出，我們才理解薩瓦多心靈痛楚的來由。

原來是多年前愛情的失落，某種程度上，透過海洛因，也是為了紀念已然離去的情人。

在劇場的段落中，阿莫多瓦更進一步地論述海洛

因與電影的關係。真實的客體失落了，但我們還擁有過渡客體可以支撐我們繼續。

海洛因變成過渡客體，幫忙薩瓦多創造出數個幻覺空間，讓他有能力爬梳過往存在的創傷與失落。

劇中的情侶浪跡天涯，就是為了逃離海洛因成癮死亡的面向。不可能一輩子旅行逃避，意味著終究得面對外在現實，此時另一個過渡客體被創造出來，就是電影。

透過寫作與拍電影，薩瓦多才能擁有更具創造力且與生之本能綁定的過渡客體，轉化創傷的同時，也化為文化珍貴的財產，滋養觀眾的生命。

這部電影沒有站在反毒的窠臼中，而是以一種持平的立場來看海洛因對心靈的作用，更是其難能可貴之處。

之九、與客體和解

昔日情人費德烈正是劇本裏的馬席洛，恰好目睹了這場表演，感動異常。他到後台去找阿爾貝多，跟他要了薩瓦多的地址，然後去找薩瓦多。

費：我在舊家附近的大使區隨意走走，看到劇院的海報。阿爾貝多以前演過你的電影，就進去看了。結果

卻撞見過去的自己。我不知道怎麼向你道歉，不知道
你過去受了那麼多的委屈。

薩：那是很寶貴的一課，你不需要抱歉。我沒有被迫
做我不想做的事。當時我只想盡力幫你。

費：我很感激，希望有天也能回報你。

薩瓦多拉開窗簾，看到費德烈就站在他家門
口，迫不及待地下樓招待舊情人上來。

此刻薩瓦多情緒已經滿溢而出，本想使用海洛因
緩解一下，忽然想到甚麼似的抽身。

這是非常關鍵的一刻，因為他不想讓舊情人看到
自己變成過去失足掉落的他，作為曾經的拯救者，現
在也不想違背這個期望。

費德烈跟薩瓦多說起分手後的種種。因為無法
擺脫馬德里的毒品生涯，後來搬到阿根廷舅舅那裡。
因為沒有海洛因貨源，因此戒了毒，在哪裡娶妻生
子。

費：這是我多年來第一次重回馬德里，就像你劇本說
的，馬德里變成一座艱難的鬥牛場，以及礦場。但
你仍在這裡。我覺得罪惡感減少許多，你在劇本裡
說，當時一邊照顧一邊還寫作、拍電影。

薩：你從沒阻礙我做任何事，費德烈。相反地，從

來無人像你那般充實我的人生。直到現在都是。

費：我到現在還是會關注你的電影，也很高興看到有些片段是從我們的故事發想。你的每一部電影都是我的人生大事。你被全世界肯定，我覺得非常驕傲，你是我家人唯一認識的西班牙導演。

薩：你的新家人......。

這句話說出口的時候，頓覺人事全非，兩人對望無語，淚眼婆娑。

臨走前費德烈熱情地邀請薩瓦多來布宜諾斯作客，要介紹他給再婚後的妻子，還有同志小孩認識。臨走前兩人激動得難分難捨，費德烈希望可以留下來過夜，但是薩瓦多認為一切已經足夠，兩人互道晚安，就此分手。

關上門，薩瓦多再度走向海洛因，卻臨機一動把它全部倒掉，然後打電話給秘書，安排疼痛科醫師門診。

薩瓦多跟費德烈的關係，不禁讓我們想到達文西與徒弟的關係，薩瓦多讓自己變成母親，照顧年輕的情人，透過認同母親，重現了童年的幸福時光。

因此，跟費德烈的和解也像是跟年輕的自己和解。分裂的自我被整合起來，不再各行其是。

如果我們就母子配對的客體關係繼續往下想，

這種和解背後也隱含著母親跟兒子的和解。

與真實的客體和解後，也就無需海洛因這個過渡客體，痛楚被賦予心理的意義，勇敢面對了就可以放下，繼續往後的人生。

Miller曾為文探討海洛因作為過渡客體，是為了修復早期母嬰關係中的創傷。

「Stolorow（2001）擴展了McDougall（1999）的看法，將嬰兒早期客體創傷的痛苦的本質，描述為⋯⋯癮君子的內在世界被奪去了，與母親有意義的連結，變得如此貧乏，成癮週期揭示出一種想要與人接觸，極度悲傷的原始努力。

缺乏客體恆定的整合，即便對隨意選取的客體採取精神病姿態，癮君子無可救藥地試圖保留可修復的母親圖像，保持與客體連結。

就像前文提到的癮君子，他們將注射海洛因比擬為哺乳。實際上在說，針頭宛若母親般的過渡客體，即使母親『比女巫的針還冷』（引述自一名病人）。所有人都一致同意，無論父母多麼虐待他們，『他們都缺乏在父母缺席的情況下，可以活下去的內在發

展』（Miller，1996）。」

「帶著空洞的客體恆定，具體且任意的『操作』（施打器具），作為過渡客體，這些客體極其容易且始終在那裏；讓人想起理想母親的內攝。癮君子的幻想是，透過注射，海洛因會像母親自發地善待自己的孩子般餵養自己。」

「每一次『注射』（海洛因）都成為一種可靠的外化，使自己內心浮現倍受照料的嬰兒圖像，被環抱在無止盡的安全網中，被渴望的母親照顧。McDougall（1999）支持此一觀點，描述了癮君子的重複行為，植根於飢餓／飽食的共演循環，行為表現得『孩子氣地嘗試自我療癒先前存在的痛苦，卻演變成早期客體失落無法饜足的渴求奴隸』。

Stolorow（2001）擴展了McDougall（1999）的論點，將嬰兒早期客體創傷的痛苦本質，描述為在嬰兒期『生命形成過程中可以維持的專制』（p.380）之破滅。

他認為，嬰兒會發展出一套初步的前象徵保護專制，Winnicott（1965）和Bion（1977）認為這是『扶持並處理孩子的身

體，藉以調節情緒狀態』（Stolorow，2001，p.380）。導致嬰兒期前象徵感覺運動體驗的成形，亦即一個人『無法改變』的身體與情感之存有。

⋯⋯客體剝奪破壞了感覺運動的整合，徒留前象徵的『情緒記憶』（Orange，1995），此一情緒記憶被癮君子重複共演，彷若渴望與缺席的客體進行修復性結合。上癮的心理生理感受，實際上類似於朝向客體以建立關係的生物渴求，透過為痛苦的嬰兒進行藥癮注射，作為一種典型的示範。」

這種餵飽復飢餓，再餵飽復更飢餓的強迫式重覆，像是無意義的在享樂原則的高速公路上飆車，快速地耗盡生之本能。好似在天空狂舞的伊卡洛斯，因為逼近熾熱的太陽，最終注定墜落，往下則是深不見底，死之本能沉默的無盡汪洋。

佛洛伊德在《自我與本我》中，就如此形容生死本能的關係：

「（生之喧嘩）是從艾洛斯的鬥爭中發出（And from the struggle against Eros！）。毋庸置疑，快樂原則在與力比多——即把這種障礙引入生命過程的一種力量——的

鬥爭中，作為一種指南來為原我服務。如果生命真的受到費希納（Fechner）恆定原則（principle of constancy）的支配，就會不斷向死亡滑去；艾洛斯的要求、性本能的要求，以本能需要的形式阻止了水平的下降，並把新的緊張引入。受快樂原則——即不快樂知覺——支配的原我，用各種方式來防止這些緊張。要做到這點，首先要盡可能快地遵照非去性化（non-desexualized）力比多的要求去執行……」

很多癮君子在成癮歷程中，想必對於藥癮的死亡面向能有深刻的體會。

上癮的強迫式重覆，除了是主體希望可以克服早期創傷的努力之外，當然也包括逃避真實感覺的掏空。加上藥癮具有的酒神享樂至上的面向，飛快地耗盡生之本能，更容易讓沉默的死之本能有機會躍起，主導我們的命運。

之十、哀悼成認同

仰望診所天花板可以看到天空般的壁紙，讓薩瓦多想起故居洞穴的天窗。

當心靈敞開自己，具有一定程度的敏銳，或許

就不需要海洛因的引渡，也能夠細緻地使用象徵。如此，心靈能夠帶我們抵達任何想去的地方。

在醫師的建議下，薩瓦多開始藥癮治療。秘書陪他一起面對戒斷的折磨。

恰巧的是，薩瓦多安排秘書住在母親臨終前的臥房，秘書變成薩瓦多兒時的母親。這說明了薩瓦多準備好開始面對母親。

時序拉回母親臨終前，因為疾病纏身，不是住在醫院，就是搬到薩瓦多家就近照顧。

母親對於死亡似乎已經準備好，關於這一點，她比薩瓦多還要勇敢。主動談起自己的死。

母親：你應該記得怎麼幫我裹屍吧？若是在村裡，請交給阿姨處理。頭巾要戴一半，因我是寡婦。雙手間放上念珠，要放舊的那一款，新的留給你。我要光腳上路，如果我的腳被綁住，記得幫我解開，就說是我說的。我想很輕盈地踏上該去的地方。你還記得這枝筆嗎？這是你父親送我的，我們交往時都用這支筆寫信給他。還有，我靠了這只蛋補了好多東西，所有的東西都靠它縫補。
薩瓦多說：就把它交給我吧。

薩瓦多對祕書說：當我打盹時總會想起童年。
秘書問：你們這麼親，你的電影很少拍到你的童年。

薩瓦多說：因為媽媽不喜歡我的作品裡提到她。

母親：兒子，我非常不捨，因為你老年會過得不好。這是你父親那邊的家族遺傳。昨晚，我整晚都跟羅拉一起，當然是在我夢裡。每次我從馬德里回來，羅拉都會來看我。雖然在夢裡我知道她已過世，但她一如往昔還是站在門口，只是人有點透明。我沒有被她嚇到，我跟她說我看妳有點不舒服，需要我為妳做什麼嗎？她說，哈欣坦，不用做，我很好。我問她，那妳為什麼選這麼冷的時候回來？她說，我現在已經感覺不到冷或熱，別人家都不像妳家那麼好。我跟她說，無論妳怎麼說都說的對。別讓我看到你那張聽故事的臉，別把我拍進電影，我不喜歡你把鄰居放進電影。我不喜歡自傳電影。你把他們拍的都像鄉巴佬。

薩瓦多：我非常喜歡和尊重她們，快別這麼說，是妳跟鄰居把我教得這麼好，我欠妳們很多。

母親：我覺得你不是好兒子，因為你在報復我當年把你送進神學院，雖然我當年也不願意，要不是因為家裡實在太窮。你中學過後就迫不及待地前往馬德里，你父親過世的時候我問可不可以跟你住？你卻斷然拒絕我。還告訴我你過的生活無法與我分享。

110

薩瓦多：這是事實，但不像妳認為的那樣。

母親：其實你說那句話的時候我就懂，雖然我腳不好，但我頭腦很清楚。

薩瓦多：因為那時我常在旅行，妳會無法忍受一個人等待的孤獨。

母親：我可以照顧你啊！也能夠習慣，多年來我習慣了這麼多事。但你卻不願意，那真的傷我很深。

薩瓦多：媽媽，我真的很抱歉，沒能成為妳想要的兒子。以前妳常說，這孩子不知道像誰？妳的語氣裡並沒有驕傲，我都有覺察到。我想做自己就會讓妳失望，真的很對不起。

母親：把聖安東尼給我，今晚我會為你祈禱。

薩瓦多：謝謝妳。

母親：你可知道我把你生到這個世界，一心一意付出就是為了讓你出人頭地。

薩瓦多：媽媽，我知道。

母親：帶我回鄉下，這是我唯一且最後的願望。

薩瓦多：我知道，我們一起回鄉下去。我會日夜的照顧妳。這次不會再讓妳失望了，媽媽。

「但我依然沒能信守這個承諾，因為隔天她再度入院」，薩瓦多對秘書說。

秘書說：你已經盡力了。

薩瓦多說：她想在鄉下度過最後一刻，我也答應她要帶她回去，可憐的母親，竟在加護病房離世……。

Krupp,G.R.（1965）在《*Identification as a Defence Against Anxiety in Coping with Loss*》如此形容主體透過認同客體來處理失落：

「就某種意義來說，精神分析成立以來就一直關注這個問題——失落與回復。例如，第一位精神分析的病人安娜・O在『她崇拜的父親』生病時出現症狀。他死後，她進入了一種病態的哀悼反應，據記載，當她看著鏡子時，『她看到的不是她自己，而是她的父親』」

「儘管在人類發展和客體失落間，對認同的重要，擁有一致的看法，令人驚訝的是，文獻中缺乏說明的例子。Murray（1937）的案例呈現對逝世父親的認同，患有潰瘍和左腿腫脹一年。原來，病人的症狀在她父親去世不久後出現，父親一直患有糖尿病潰瘍和腿部腫脹。」

「儘管失落和挫折對症狀形成很重要，直到佛洛伊德的經典作品《哀悼與憂鬱》

（1917年）才強調減少失落與隨之而來的挫折之內在機制：『這樣，客體失落就變成了自我的失落，自我和所愛間的衝突被轉為自我批判與自我間的裂痕，而自我批判被認同所改變。……當哀悼者被迫放棄失落的愛情客體時，他拼命地想抓緊它。人們從不願意放棄力比多的位置。』佛洛伊德指出，憂鬱者對自己的抱怨實際上是對至親的抱怨，正被轉移到自我之中。」

「正如 Jacobson（1953）、（1954）表示：在超我執行攻擊之後，現實的自體與客體在自我中的表徵，被打碎並部分或全部融合，創造出自責和自卑的熟悉症狀。……一些哀悼者確實使用對所愛客體矛盾的態度進行認同。但當他們以一種決絕的態度或性格特徵緊抓住自己時，他們會對憂鬱做出反應，而這種性格或性格特徵正是他們對客體拒絕的。換句話說，因為他們熱愛失落的客體，病人就認同他。但由於他們也痛恨他，所以他們就懲罰自己的恨，先假設客體的壞總跟隨著好（受虐認同），然後病人就為此倒過來恨自己。」

母親是很多男同志唯一深愛的女性。母親過世後，薩瓦多也很難相信有人還會這麼毫無保留地愛著他。這是很大的失落。深受母親照顧的薩瓦多，卻讓母親一再失望。就連母親最後的願望也沒能幫她實現，我相信薩瓦多會有很大的罪惡感。

　　背痛宛如薩瓦多背負的十字架，透過不間斷的背痛，可以懲罰自己，或者像是背負著母親返鄉。

　　母親死後，薩瓦多剎那間變成佝僂老人，舉步維艱，吞嚥困難。或許他跟著母親一起陪葬，透過認同重病的母親來保留所愛的母親，藉以否認失落。

　　另一方面，透過攻擊自己的身體，來攻擊所恨的母親，又因為對母親的罪咎，也可以透過攻擊自己來贖罪。

　　這是薩瓦多痛苦的核心，電影雖然對這對母子的早年創傷觸及甚少，但也以溫柔悲憫的筆觸處理它。

終曲、第一個慾望

　　勇於面對痛苦的薩瓦多，後來發現自己會噎到是因為食道旁邊軟骨鈣化，並非腫瘤。手術前他跟醫師說，自己開始創作了。這是eros復甦的跡象。

　　手術中昏迷的薩瓦多，看到兒時洞穴的天窗。偶遇初戀情人畢爾包，他是文盲，泥水匠，也是畫

家。經由母親牽線，薩瓦多幫他寫信，教他讀書寫字，畢爾包則幫忙母親修理水電，粉刷牆壁。

洞穴的意象被來訪的修女首次提及，她稱讚母親把洞穴整理的很漂亮，要母親珍惜這個地方，因為他們正住在古代基督徒的地·下·墓·穴裡（墓穴象徵母親的子宮，還有將自己與母親陪葬的自我禁錮）。

修女同時也鼓勵薩瓦多去念神學院，家境貧苦的薩瓦多，不得不被安排去唸神學院，雖然很抗拒，也為此生母親的氣。片中沒有多加著墨的是，阿莫多瓦小時候被聖歌隊神父長期猥褻的經驗。

薩瓦多跟憨厚耿直的畢爾包相處融洽，老氣橫秋的薩瓦多，當起老師一點也不含糊。一日正午，整修牆面的畢爾包，看到在天井下讀書的薩瓦多，心生靈感遂用素描留下這一刻。工作後渾身髒污順道在天井下沖起澡。可能因為久經日曬，薩瓦多因中暑而昏沉。

就在畢爾包要薩瓦多幫他拿毛巾時，不知道是因為昏沉，還是因為看到畢爾包光滑潔淨的裸體，腦中一片黑而暈倒。

或許我們也可以這麼說，生命首次慾望，造成的衝擊過於強大，使得年幼的薩瓦多無法承受。

這一種暈倒的感覺被儲存在身體裡，留待後來慢慢消化。畢爾包成為薩瓦多後來喜歡男孩的典型。佛

洛伊德就經濟學角度看待創傷，只要是力比多的質與量太強大，超乎主體可以承受，就是創傷。

「創傷」這個概念，在精神分析裏，不一定是那些命運悲慘或遭受兒虐的小孩才有的專利。

分析師Joyce McDougall在談到人類心性發展時就認為，心性發展的每個階段都會對主體造成創傷。

> 「精神分析會從幾大面向看待性特質（sexuality）：有的學派認為性特質是主體與外在客體互動的關係表徵；有些認為那是主體與內在客體互動所產生的真實；有些學派看待性特質是一種來自主體核心的性別與角色，有些則著重在臨床實務的移情關係。

> 不管是哪一種觀點，都把焦點集中在『從身體到心理』（身心的），並以生死本能為基礎，細緻地處理與昇華這些『身體／情感』的能量表達。此外，我們還要了解『性特質』與生俱來就帶著某些創傷性；主體面對這些創傷，會試著向外尋找出路。」

她還歸納出心性發展中的幾大創傷：打破融合、性別差異、原初場景、雙性伊底帕斯、性別認同。

主體在面對創傷時會有天真創意的發明（防

衛），讓自己在面對這些創傷時會好過些。

　　古典的精神分析理論認為在面對創傷，退行回到心性發展的早期階段就叫做「性倒錯」，也是天真爛漫而原始的「嬰兒性特質」（infantile sexuality）。但是Joyce McDougall認為，除非這些防衛帶有強烈的攻擊性，或者違反法律，不然性倒錯不是個好稱呼，因此建議幫這些人正名為：「新性特質」（neosexuality），這個新的稱謂剛好呼應當代對多元性別人權的重視。

　　讓我們再回到薩瓦多的暈倒。

　　畢爾包的文盲，顯示出閱讀文字的無法言語，像是一種無法動彈。薩瓦多看見畢爾包的裸體，也是一種意識上的無法動彈。

　　在此，薩瓦多潛意識認同了畢爾包，因為太愛對方，而把對方的某種特質吞噬進心底，或許一下子噎到了，但仍可以留待餘生，慢慢咀嚼消化。

　　另一個跟中暑相關的症狀是發燒，不免想到滿腔的熱情。薩瓦多成名之後，收藏許多畫作的興趣，也可以追溯到這個源頭。

　　此外，這種因為慾望而著魔的狀態，可以說終其一生無法停歇，也因為這種著魔，薩瓦多才會用一生去創作。

　　譬如阿莫多瓦早期拍攝的《慾望法則》，片中有個天真浪漫的小鮮肉，不可遏抑地愛上一個大叔

導演，應該就是以畢爾包為原型。只是這種熱情被倒轉過來。

這也是阿莫多瓦的電影會這麼好看的原因，他也被影評人譽為全世界最會拍慾望的導演。

當薩瓦多克服了自己想死的慾望，一次因緣際會，透過藝廊找回畢爾包當時畫他的素描，更令人感動的是，畫的後面有他寫給年幼薩瓦多的信：

「親愛的薩瓦多，因為不知道學校地址，所以我把這幅畫寄到你家。

我要感謝你，因為我會寫字都是你教的。我在叔叔店裡工作，算數很拿手。

這裡很好，但我也想念洞穴的生活，尤其想念你每次教我寫字都會握著我的手寫。

我相信你在學校學到很多東西，看了很多書跟電影，這是我的地址，或許你也可以寫信跟我聊聊你的學生生活。

　　　　　　　　　　　　　　　　　　艾督瓦[18]」

原來母親在收到畫作與信，沒有交給薩瓦多（可能出於忌妒，或者害怕兒子變成同志），但不管怎樣，這個遲來的祝福使得薩瓦多可以開始拍片。

兒時的慾望悄然復甦，這一次，薩瓦多的心智

---

[18] 畢爾包的名字

已經成熟，足以掌握兒時第一個慾望。

　　終於可以再愛，也可以工作了。

｜陳瑞君

自傷成癮
活在身體軀殼裡的垂死靈魂

一、對快樂的渴求？

在一般人的常識中，對「癮」的理解，會等同於對快樂的渴求，消極的來說，也許可以視為掙脫或釋放壓力，要迴避痛苦的情感。而另一端由積極面來看，「成癮」似乎還隱含著強烈的心理需求，期待著被什麼東西滿足。例如，性成癮帶來感官的歡愉或享受心理上愛的親密，即便得到滿足的方式，可能是以痛的型態來感受。而藥、酒癮帶給當事人的是，置身於迷幻及放鬆感當中。有的人長期無法也不知道如何放鬆，呈現一種身體已經非常磨損疲累，但精神卻仍處於啟動待發的狀態。這種長期失控的違逆感，以開車為例，就像是身體已經拉上手煞車打到 P 檔準備熄火的位置，但是精神上卻一直處在 D 檔直速前進的馬力，不難想像，長期下來，這台車會因為使用方式錯誤，造成性能上極大

的損害。跳出這個比喻，回到臨床上來看，有不少人形容他們身體很累，但精神上卻是無法停息，如同油門直踩地拖著疲乏不堪的皮囊行進著，這種直搗身心黃龍所造成的傷害及失能，都會造成很大的精神及情緒壓力。藥、酒癮的上身，是直接讓身體搭上滑梯似地，快速落入放鬆的休眠狀態，可以讓人將失控的身心直接關機。

至於整型成癮，看似追求美好，這好像是一個充分的理由，不過，究竟是什麼樣的焦慮，需要不斷地進行修整？只是外型？抑或期待修整的是整個不夠好的人生版圖或形貌呢？不論是前述的性成癮、整型成癮或藥癮等，放在心理學及社會學脈絡中來理解，直觀上都有一種對於享樂原則的追求與釋放，總帶有身心上滿足及愉悅感的意味，怎麼說都比自傷成癮來得有道理。自傷會成癮的現象，讓人頗為費解：這些刻意要讓身體因受傷而得到的疼痛感，所追求的也是滿足及愉悅嗎？這是否違逆我們對於痛及傷的理解？畢竟人與生俱來的本能，是會為了迴避對生命造成的威脅或傷害，採取許多自我保護的防衛與措施，而「自傷」這件事，違反我們認知的常理，然而臨床上卻不少見，這些現象如何被理解？實在很難只從單一表面的理由便可說清楚。我們也不知道這種對快樂渴求的癮，例如上述

推論的性成癮或藥成癮，究竟是離快樂更近，還是更遠？而對痛苦渴求的癮，例如自傷，又是離痛苦更遠，還是更近？

二、對享樂原則的叛離？

「自傷」就定義上來說，是指「有意且直接傷害身體的行為」，一般人的確不易理解，為什麼劃傷身體部位、撞牆、或使用物件造成自己身體上的傷害會使人上癮？生物學的觀點告訴我們，戰逃反應（Fight-or-flight response）是人類為了抵擋環境威脅，在壓力下求生存而被激發的本能反應，這種自動化的反應也被內建到人類的神經系統當中，隨時維持著對壓力反應的準備。

人是受「生的本能」所驅使，一開始佛洛伊德也這麼相信著，不論是性本能（the sexual instincts）或自我保存本能（the instincts of self-preservation），這兩者都蘊含著愛和建設的力量，帶來生命的脈動和積極性。「生之本能」的目的，在於不斷地建立更大的生命存在的統一體（unity），並極力維護這種統一體聚合、繁衍與興盛。「生的本能」或許是人類生活中的一個面向，從中，似乎也隱含著從個體走向群體的條件及必不可少的能量。然而，隨著佛洛伊德自身經

歷戰爭的過程，在殺戮與殘忍的實境當中，他對原先「生之本能」的設假，不得不有更多的質疑與思索。若人的生存只依著「生之本能」的推力，那麼又如何解釋潛藏的破壞性與攻擊性呢？多少年累積的臨床觀察，佛洛伊德單純地循著科學訓練中好奇的態度，致力在一個現象上來來回回的思索及探究，裁縫修補著自己的思維與先前的假設，從不吝於去推翻自己既往的觀點。因而，佛洛伊德對自己的觀點從不戀棧，也不在意修補，其理論有如一部活生生的，有著自己生命故事的演進史。

回到剛剛所說的，「生的本能」在這樣的歷史脈絡下，能說明的顯然有其限制！包括不少臨床上的例外，例如：為什麼有人會強迫式地重複引發讓自身痛苦的經驗？為什麼有些人投注自己的重要人生與關係，重遊創傷的舊地？為什麼明明有的機運，卻沒有選擇砍掉重練（曖昧的是，他可能一直覺得他是在砍掉重練）？為什麼會有人對「自傷」渴求？以上的這些「為什麼」的根本命題，或許早已在百年前，就暗示著需要超越簡單明快的「享樂原則」，蠢蠢欲動，一股流竄的勢力，即將要擺上枱面。之後，佛洛伊德在《超越快樂原則》（1920）中，帶來了劃時代的突破，他相信人類是置身於兩種對立本能的處境當中，一為「生之本能」，帶來了創造力、積極性、性的

繁衍及自我保存等；另一對立面為「死亡本能」，則是破壞力、重複性、取消連結及自我毀滅。當「死亡本能」概念的實名確立，便讓佛洛伊德有了更大的腹地，足以說明及推想有悖常理的多種例外觀察，像是病患的自我攻擊、自我挫敗、重回創傷的場景，這種無形沉默的拉力，讓治療關係一再吞下負向治療反應的苦果。

那麼，為什麼有人會走向「死亡本能」這條路呢？或許，這個命題不該放在可意識的層次上來想，而是要在不可識明的層次裡摸索——這裡一片黑暗，當事者從來不知道還有一個地方是無可指認的潛意識世界。人們大多圍於哪一個選擇會比較好的問題上，會不會有的時候，我們並無法在自己的生命裡，扮演自己的先知？會不會我們大部份的時候，沒能穿透已知的裡裡外外，更不知道還有未知的裡裡外外？會不會大部份的時候，並不是在「選擇什麼」的命題，而是被某種選擇給找上了？我們以為要改變什麼命運或不再屈就什麼宿命，會不會無論選哪一個，都只是在完成潛意識中歷史共業的一個小劇場而已？也有不少人會以「生的本能」來解決「死亡本能」的問題，以「善」來解決「惡」的問題，以「白道」來解決「黑道」的問題，然而即使這兩大角頭使力火拼，不論是在個人或社會的

問題上，從沒有以這樣的邏輯真正的解決過什麼；「善之蓮」從來無法取代「惡之華」的道理，但我們沒有放棄過這樣的期待，這種想以正向的聲音取代負向思考的願景，或許帶著我們劃錯了重點。就像宗教領袖跟黑手黨老大的會面，深諳是無法以自己所持的信念，來改造來自另一方的問題，因為不是好壞、善惡的問題，更不是誰優誰劣、誰能征服誰、或誰能解決誰的問題。

雖然佛洛伊德提出了生、死本能的理論，但從沒有互相壓制的企圖，他更有興趣的是持續探索精神內在衝突的變化消長，他認為「生之本能」與「死亡本能」的並行不悖是整個人生的動力圖像，並用來說明及解釋人格理論的發展動向。回到主題，關於「自傷成癮」，也不只是要單純化為對快樂或痛苦，兩種極端之一的渴求，因為矛盾將導致無法理解。時值今日，對於自我攻擊、或人具有粗蠻殘暴的攻擊性的這種想法，在廣為倡導凡事要正向思考來杜絕霸凌的社會氛圍當中，或許這樣的理念可以被推動，是有其重要性，但需要確定這是在一個可教育的國度裡。若當事人就是處在「自我毀滅」（self-destruction）的國度裡，在我們找到統治他的角頭老大之前，要先有機會思考，以施受虐為軸心的現象，來認識「自傷成癮」的內涵，這也將

是本文的立基點。

三、**案例：**（以下並非某特定案例，而是整合一些案例的描繪。）

（一）青少年在面對什麼

　　精神分析的理論在青少年這一塊較少單獨著墨，似乎也顯示了這個區塊年紀本身的複雜性與多樣性。青春期騷動的到來，搖醒了潛伏期沉睡的諸多慾望，這一覺醒來，發現身體變了、情緒也變了，身心兩者的發展在時間軸的競賽當中往前奔跑，無論這兩者誰跑得快，其所帶來的變化與失衡，對於青少年男女來說，都不是一件容易適應的事情。有了這些變化，也讓我們好奇，在這之前的時期，我們把它叫做「潛伏期」，到底它在我們意識之外發生了什麼？是什麼特別情況，需要人們經歷這種處境？那是個孤獨的時期嗎？有什麼是需要孤獨的時刻讓它自然的改變，抑或成長呢？

　　如一般人觀察到的，過了潛伏期，好像人生就經歷著巨大的轉變，這種巨大可能是以很不安，或者很寂靜的方式進行著。不論是自傷、藥物、混亂或失序的行為、脫軌的情緒，雖不知是何時放下的火種，在青春期不穩定的火候助燃下，常常壓力鍋就爆開了。青少年期間本能驅力的再度復活是一大特徵，Betty Joseph（1982）在《*Addiction to Near-Death*》

一文中提及，青少年有轉向破壞性或自我破壞性行為（self-destructive behaviour）、自殺意念（suicidal ideation）、自傷（self-harm）、自尋饑餓（self-starvation）、和不適當的性行為（inappropriate sexual behavior）的傾向。這些外顯行為通常是主動的去使身體受傷，也帶來情緒上的傷害，這使得我們再次對青少年階段感到好奇，在本能驅力開始復甦時，為何有的青少年卻努力逆行於，延續生命的一般常理假設，而這通常被註記為心理病理的標誌之一。

這是精神分析家在面對青少年的困境時，所提出的某些想法，是針對有問題或有症狀的青少年，嘗試要做的了解，並在探索後給予前述的一些命名，不過令人好奇的是：從正常到病理之間的路，有多長？我們是如何在寂靜和不安之間走過？那是孤獨的旅程嗎？或者無庸置疑的，那就是人生孤獨的某種見證方式？只是太喧嘩了，而讓大家忽略了在喧嘩底下，所隱隱存在的孤獨再現？

接下來的案例，是名未成年的少女，醫師覺得她可以找人談一談，於是轉介過來，但也建議治療者主動引導談話。個案來時，看起來總是很順從，願意等待他人，卻常常不知道要講些什麼。對於談話中的沉靜時刻，強烈感受到個案的焦慮，坐立難安，雖然臉上永遠堆滿著笑容，但顯然地，她非常

的不自在跟緊張。幾次會談之後，發現個案即使是極度順從的樣子，在這個表面下的她，對凡事卻充滿了意見且有自己的高標準，幾乎可以第一瞬間就決定了很多的事情，包括是否要跟這個醫師談話、要不要跟這個治療師建立關係、決定來幾次、跟這個醫生的互動就是來拿藥就好......，一旦情況讓她感覺不對，個案會在甜美的笑容下，立即下定決心，絕不會透露過多自己意向的訊息——拿完藥後就不再回來了。個案表面上相當的保留及壓抑，從控制得宜的笑容到恰到好處的言語，幾乎很難覺察個案「很有事」。

如同前述少女的孤獨，在面對不可解的感受和生命經驗時，她會嘗試走著自己的路。如同佛洛伊德描繪孩童問大人：「人是怎麼來的？」時，不論大人的答案是什麼，唯一肯定的是，孩童的疑問總是重複又重複，他們有著自己的神秘答案，與大人給的知識是有所不同。人的複雜性就在於：孩童會依著大人的知識走下去嗎？或者潛在地更是在探尋和摸索自己那些答案的真實性呢？或者是兩者交織而難分難解呢？

進入案例的思考之前，我們先想想在佛洛伊德的概念中（1905），他認為青少年時期的重要發展，首先，在性發展及透過性器獲得滿足的實踐，這

是此階段要建立起來的首要目標且是健康的。然而，若青春期性的整體性組織（sexual organizations）是固著在前性器期（pre-genital）的滿足時，那麼，這個健康的目標就會被扭曲，例如：從受虐中得到滿足感。新的性目標可以是完勝，也可以是部分達成，佛洛伊德認為，如果在性本能究其所有的強度達到之前，個體就有其他的方式來達到滿足感，毫無疑問的，前性器期的滿足將決定了發展的進程。他也說，前性器期所得到的愉悅感常常是多重性的，而不僅是直接朝向一個可以性交的客體，後者是青少年時期的特質。

當然上面的論述是很生物性的說法，此說法告訴我們在性器滿足之前，若青少年就可以找到其他更勝於在性交行為獲得的滿足，這種在青春期之前就被製造起來的興奮感，常常是張力很大的，但是卻也足以興奮到令人不安，因而在試圖追求釋放這種張力的過程，也帶來了類似高潮的滿足。不過，對於這些類似人生自然過程的一部份，更需要我們來想像其中所隱含的孤獨，也包括孤獨的快樂和不安。

換句話說，佛洛伊德對於人類的心性發展是有時間軸的概念，青春期性器官的成熟若剛好也搭配上性器與對象所獲得的滿足，這便是健康的發展方

向。舉個例子：忙碌了一天，每當接近晚餐時間，就是飢腸轆轆的時刻，心裡默想著，待會回家後有熱騰騰的美食，可以大快朵頤！這種身心搭配得恰恰好的，酒足飯飽的想像所帶來的滿足感是多麼地美妙！然而，若晚餐之前，被同事訂來的外送食物，豐富的雞排及珍奶先給餵飽，那麼晚餐即使是高級的美酒佳餚，也會讓人興趣缺缺。眼睜睜只能看著美食，吃不下去，也是一種難以言說的失落吧？這是生活常見的實情。

（二）自傷與施受虐何關？

再回到剛剛佛洛伊德的論點，在前性器期的階段，若已經經驗過從帶有施虐色彩的行動中得到興奮及滿足時，青春期透過性器官及性對象的滿足則是相形失色。或許也不難聯想到，施虐其實相應於性本能當中的「攻擊」（aggressive）的本色，而當這種滿足是透過帶有施虐的色彩而得到時，施虐的行為也奪取了客體愛的地位。甚至連性或其他的滿足，都沒能提供這種可怕的、令人興奮的自我毀滅的快樂，這種自我毀滅不但可以毀滅內在的客體，且這些客體或多或少是個案重要關係的基礎。

我們先以溫尼科特處理人生如戰場般的孩童經驗，來對比攻擊裡的客體關係，和孤獨的處境裡，

孩童是如何走出自己的路。溫尼科特在《孤獨是種能力》裡提到，當我們設法要理解目前的症狀，是需要回頭再看看生命早期的經驗和創傷，可能以什麼樣貌繼續留存著，影響著現在的生活？有了前述的「本能說」作為基礎，我們再引用溫尼科特的某些觀察來豐富我們對於眼前現象的想法。

溫尼科特（Winnicott）研究「我是孤獨的（I am alone）」這句話；當我們說著「本能」這些很原始的本性時，意味著我們在理念上，是往一個人的孤獨走去，個體本能發揮的同時，和周遭的重要客體之間，可能有著什麼內在關係或創傷，其影響著青少年時期和他人的關係基礎。

需要說明的是，當「孤獨」如此被描述時，意味著無法享受和忍受孤獨，這是一個深遠而安靜的課題。如果是源於早年的經驗裡，無法有可靠的客體提供一個場域，讓嬰孩經驗到在重要他人的眼裡享有獨處的安在，這是內心世界裡自發性的領域，當嬰孩能在與人的關係中仍能發展及享受來自於自己原始的自發性，多過於需要時時去回應外在的需要時，這樣的孤獨才有其中心思想，這並非在外在現實上能找個客體或任務導向就能取代，或就可以免除空洞駭人的孤獨感。解決的方式需要在內心裡處理，可靠客體的逐步建構亦是需要時間的，重要

他人的重要性有時並不在於汲汲營營，一定要提供什麼，最大的誠意是來自於這位重要他人，這個客體的願意「成全」，一種對嬰兒的成人之美。

　　青少年在先前的基礎上前進著，到了青少年時期，便使用自己的身體開闢了一個內在的戰場，不論是為了無可取代的施虐愉悅，或是要想方設法謀殺自己可恨又可親的內在客體，如Laufer & Laufer（1984）提到的：「青少年沒有能力讓自己的身體形象發生變化，包括性器官的成熟，也沒有能力讓自己的形象分化為男性或女性。相反地，精神病理學上觀察是青少年常用防衛的方法來避免或阻止這種變化的發生」（178-9）。Shaw（2012）在《Addiction to Near Death in Adolescence》一文中，以一個有多重創傷經驗的青少女蘇珊為例，可以補充上述的論述。在這篇文章的案例裡，蘇珊對女性性器官及性行為是十分憎恨的，而這種憎惡同時是顯性的，也是隱性的，她用盡了所有的方式，拒絕讓她的身體有機會成長發育，這樣的想法及作為是來自於她想攻擊跟性發展有關的成熟，最終，導致她患上神經性厭食症。她對於自己具有生殖能力，且有性徵的身體發育感到極度的厭惡，因而她把自己的身體裁減縮小到一個青春期前小孩未發育的身材。在此，厭食症既可以達到施虐和受虐的目的，因為它構成了對自

己和他人——案例中指的是對母親——的攻擊。

雖然青少年的發展議題複雜，若再加上施受虐的傾向，就會使治療師處理的成效有限，然而，這個問題並非始於青少年階段，通常是在更早的時候就已有一些多重的內外在因素。Joseph認為被施受虐主導的內在狀態，通常是始於兒童時期，當兒童經驗到痛苦時，這種痛苦變本加厲成為折磨。孩子認同了自己是他內在的折磨者，因而對自己施加痛苦，Joseph描述在受虐情境中，痛苦變得反常地令人興奮，施受虐的行動，會以一種強迫式重覆的方式，如主題曲般迴旋在一個人的生命當中。

讓我們再回到個案。

家人從個案的臉上或態度，讀不太到太多的訊息，日常生活中，常忽視個案的意願，個案長期以來在心理上，似乎積壓了太多的不滿及不快的情緒。平穩甜美的外表，以及一切都落在常規上的她，上學、放學、課後補習班、假日閨密逛街或團體活動的一般生活裡，得要治療師特意去尋索蛛絲馬跡的殘骸，才有可能找到個案感受的證據，這些微不足道的訊息，很容易被青少年以「還好啦」的口頭禪給打發帶過。個案不經意地描述某些事件時，在甜美的語調下，提到那些事情激起她的情緒，她坐在椅子上，以客觀物理方式觀察她，真的

沒有什麼不一樣，但周遭好似有股無形且巨大的能量壓著她，她雖然看起來不動如山，這股巨大的能量好像已經暗地裡，修剪或壓掉了什麼不能在場的情緒，隱隱地使個案如坐針氈，她的嘴角及臉部肌肉會不自主的抽動幾下後，再度用沉默止住快要從臉上爆出的扭曲表情。

對她而言，此刻是多麼的孤獨，沉默的表面如同先前提過的潛伏期，而沉默底下，生命早年的創傷和苦痛正在翻滾著。這時的她是多麼需要客體，卻又是如此孤獨。

溫尼科特說「獨處的能力」，是指嬰孩曾有的某種經驗，是有某人存在時的獨處經驗。他又提出另一個新的術語：「與自我相關（ego-relatedness）」，作為進一步說明孤獨的內涵。他回到母親和嬰孩的關係本質，強調母嬰的關係是最重要的基礎，也是後來移情的基石（matrix of transference）。

溫尼科特為了闡述「與自我相關」的概念，先說明「原我衝動（id-impulse）」。他認為，也許大家傾向同意，原我衝動的重要性是它處在有個活生生自我的情境裡，原我可能會破壞較脆弱的自我，或壯大較強的超我，他做了一個很重要的推論：人在一個「與自我相關」的架構裡，是自我充份運作，而不是超我或原我佔據主要功能的狀態，這種和原

我的關係（id-relationships）會加強自我感。

溫尼科特認為，唯有在孤獨時，嬰孩才能獲得如成人世界般的放鬆狀態，那是處在一種未整合、缺乏定向感，不必回應外來刺激，且沒有照顧者主動提供興趣給嬰孩的狀態。溫尼科特把這個狀態稱為「原我的經驗」，嬰孩在其間經驗著一些衝動和感受，在這個狀態裡，人能夠經驗到真實感，他認為，這才是真正屬於自己的個人經驗。

孤獨能力的養成，需要有個重要他者的存在，認可適時的不干涉這件事情是個重要的發展需要。溫尼科特意圖再進一步說明，在這種孤獨的情境裡，仍需要原我的動力，而非是一種死寂，這種原我衝動，需要在一個有自我的情境下，原我才不致於變成只有肆意妄為的破壞力。溫尼科特的這些論點，也是在接合客體關係理論和佛洛伊德的古典論述。

（三）自傷的圖像

Betty Joseph（1982）提到有一種非常具有殺傷力的自我破壞（self-destructiveness），我們在臨床一小部分的病人身上看到過。她認為，這種自我破壞的本質是一種癮——一種接近死亡的上癮。它長期主宰著這些病人的生活，包括支配著他們提供給分

析師的材料，他們與分析師關係的類型；支配著他們的內在關係、思考，以及他們與自己溝通的方式（p.449）。佛洛伊德也說，現實總是可以當成對被遺忘的過去的一種反應，因為病人總是傾向於不自覺地在行動上重覆，而不是意識上的回憶，雖然治療者總是希望從病人的話語建構出早年史，但也發現病人的反應並與這樣的期待相反，他們更不自覺地樂於把這種被潛抑的東西，作為一種當下的經驗來重覆（repeat），而較難當作過去的一部份來回憶（recollecting），因而所謂病人的「早年史」≠「口述歷史」，但是「早年史」≈「阻抗史」及「重覆史」，這種指向是為痛苦的情感敞開了大門，佛洛伊德認為這仍是不完全違背快樂原則，因為對一個系統來說的痛苦，對另一系統來說也許是帶來了滿足且潛在地兩方都允許對方同時存在。

佛洛伊德（1924）討論了死亡本能在受虐中的作用，他在論文的最後補充道，「主體對毀滅自己這件事情，如果不是帶著本能的滿足是無法發生的。」換句話說，這些外人看起來對自我的近乎毀滅，對當事人而言是伴隨著相當大的本能滿足，無論隨之而來的是多少的痛苦。雖然我們也深知把人生的難題一下子推往本能的說法，在臨床實作上的助益並不大，因此這些本能的說法也許可以把它當

作是有種很深層的動力提供著馬力，只要涉及需要用本能作為解釋的理由時，意味著這是個不易解決的課題。

　　我推想個案的真實感受應該極度的激烈吧？個案未提供太多家裡的資訊，偶而一提就會青筋暴露，撕碎她的甜美，這後座力是否會嚇壞她？或許這是她很少提及的原因。關於她的歷史，都是來自他處可靠的來源，只知爸媽似乎從懷她開始，就一直不斷爭吵，媽媽相當怨恨懷上這個孩子，使她無法離開。出生後家中事業正起步，個案嬰兒期到幼兒期被迫流浪在各親戚家之間。回到爸媽家後，父母也像從未感覺到家裡有「小孩」，夫妻吵鬧時什麼難聽的話都說，什麼情緒都直接在孩子面前洩洪。她自小就直接被注射過多超出她情緒及認知負荷的訊息，一天接著一天，一針接著一針，到她全然對一切麻木漠然。

　　個案說她從不知道什麼是放鬆，也不知道怎麼讓自己放鬆，國中後，她常常偷偷在夜間割自己，一開始是手腕，再來是腳，她說這樣比較舒服，不割不舒服，不知道怎麼辦。全然的無助，看到血流出來後卻如脫桎梏，彷彿為混身的不舒服找到了洞口，傾洩而出。當年不知道被注射的是什麼，現今她也不知道流出來的到底是什麼，只感覺舒坦，隔

天再完美的戴上錶帶遮掩，恍如是一種優雅的儀式。或許她認為這樣比痛哭流涕好、比摔盤破碗好、比青筋爬上白皙的肌理好。

　　個案一再秘密地回到那個讓她舒坦的感覺裡，直到父母發現後跳腳追問，她無語。個案告訴我，她不是因為有什麼原因所以自傷，而是因為想要自傷，所以找了ABC狗咬豬的原因告訴父母。

四、關於治療上的一些想像

　　Betty Joseph（1982）對這些瀕死成癮的病人的描繪是，他們會越來越沉迷於毫無希望的狀態中，或者說認同了這種狀態，讓自己參與了一些似乎注定會摧毀他們身心健康的活動，例如，過度工作、幾乎沒有睡眠、避免合理的進食或秘密地暴飲暴食、酒越喝越多，甚至可能與他人斷絕關係。在所有這些病人中，瀕死傾向最明顯的地方是「移情」。文中提到，這些病人會以一種非常特殊的方式，把材料帶到分析中來，並在他們自己和分析師身上製造絕望感，儘管他們顯然想要理解自己的問題。讓彼此想要放棄的無助感，我們不能僅以簡單的方式，歸因在「他們忘記了」、「他們失去感覺」、「他們常常回應不知道」、或「他們不想為之負責」之

上，更多的時候，他們確實表現出強烈但經常以沉默面對的負面治療反應，這是一種讓自己死去的樣態，雖然這樣的做法並沒有為自己帶來什麼好處，卻是一種感覺上的需要、是一種吸引力，亦是一種看到自己被毀滅的滿足感。消極的不作為，需要一些積極讓治療失敗的努力，這種現象對治療師來說，亦可能在反移情上，跳進個案這種死去般的感受裡，而更覺得幫不上個案的忙，或者落入無助感、無望感和無力感的深淵裡。

Betty Joseph（1982）用「Chuntering」（抱怨、滔滔不絕的......）這個詞描繪這類病人的思維活動，包括像是期望指責或自我指責的樣態，這些病人一遍又一遍地重覆他們的不幸、失敗和那些他們覺得應該感到內疚的事情，「無能為力」是一個重要的面向，他們常覺得自己的故事和經驗，是沒有人可以了解的。雖然這種態度等同於在治療時把治療師開除了，因為他們不自覺也把治療師當作無法了解他們的人，好像他們在潛意識裡試圖讓治療師同意他們的痛苦及描述，或者他們潛意識地試圖讓治療師給出批判性或令人不安的解釋。（Meltzer，1973）；（Rosenfeld，1971）；（Steiner，1982）。

病人自己也被這種絕望感控制著、囚禁著，即使他們知道外界的生活仍是有希望，召喚及歡迎著

他們的前來，但病人不僅被自己的部分攻擊性所控制，這個部分也試圖控制和破壞治療師的工作，不論是從外在的還是內在的，就像是積極的虐待另一個受虐的部份自我，於是這種絕望的、性化的、受虐狂的興奮，勝利地把他的客體打倒在地。也許是這種性化且有著潛在興奮感的動力，使得問題重複出現時顯得更有力量，如同某種癮的模樣。

病人聽到治療師的詮釋，往往在心裡是蔑視或嘲笑，但這些輕蔑常以無聲或行動化的方式表現出來。這種不斷迴旋與捲入的治療歷程中，病人完全被吸引住了，他們沒有變化的一遍又一遍地重回診療室，也就是如前所述的，因某種強迫式重複而顯現成癮的樣子，這帶來了一種痛快的滿足。

Joseph也提到，這些病人在嬰兒期就感受到潛在的憂鬱經驗，可怕的痛苦演變成折磨，他們試圖通過接管折磨來消除這種痛苦，他們將精神上的痛苦施加給自己，並將其建立成一個變態的興奮的世界，這些都具體的被經驗在移情的關係當中，會讓人有被逼到事情邊緣的感受，此時病人和治療師都會很痛苦。這種深深的施受虐狀態，讓病人有種控制感，比人際關係的吸引力還要強大，個案很難放棄這種可怕卻很確定的快樂，而去追求真正關係中不確定的快樂。

參考資料

Freud，S.（1905）　'Three essays on the theory of sexuality'
SE 7:125-245

Freud，S.（1919）　'A child is being beaten'SE 17:175-204

Freud，S.（1924）　'The economic problem of masochism'SE
19:157-170

Joseph，B.（1982）. Addiction to Near-Death. Int. J. Psycho-
Anal.，63:449-456

Laufer，M.E. Laufer，M.E.（1984）　Adolescence and
Developmental Breakdown: A Psychoanalytic View London:
Karnac

Shaw，J.（2012）. Addiction to near death in adolescence. J.
Child Psychother.，38（2）:111-129

｜蔡榮裕

從披頭四「黃色潛水艇」談起
藥成癮的心理防衛和掙扎出路

　　這場演講（見p.12），我的朋友們早上就先出發了，我只是試著跟在後頭，一起想想這個困難的議題。

　　我們的假設基礎是生命早年的「創傷」，尤其是「失落」的創傷而防衛，建構了「強迫式重複」。我們主張「癮」就是「強迫式重複」的一種代名詞，但是記憶的問題以及避開受苦的課題，使得創傷的記憶無法以故事的方式被記得，而出現在「行動」裡。

　　但是仍有一個難題未解，就是何以人大都有失落經驗？何以會衍生目前的不同現象（癮）？這是值得未來再深入的課題。謹以迷幻搖滾的歷史風華，見證癮或迷幻藥的創意和凋零，其中有哪些深度心理學，尤其是心理創傷的心理學，可以提供我們一起來想想？我無意做出病理化的診斷，而是希望讓這些故事並列交流。我還在尋找謎題是什麼——如果目前的結

142

果就是答案了，但是謎題還待發現……。

曾有的世代榮光

先從我自己的一場錯覺談起。我說是「一場錯覺」，不是「一個錯覺」，因為這可能是一連串的錯覺，建構了一個想像，和今天這場演講的題目設定有關。我記不得這印象是如何來的，卻一直是這樣子記得：披頭四的「黃色潛水艇」是黃色膠囊的迷幻藥LSD，把這顆膠囊放進酒杯裡，立刻變成了一艘潛水艇。

這個印象成了我對1960年代想像的起點，一個紀念碑式的起點。披頭四的出生地利物浦（Liverpool）還定1999年8月30日為「黃色潛水艇日」，將整個城市裝扮成黃色嘉年華，並邀請數百個樂團在各PUB演唱披頭四的歌。

依據現有資料，對你們來說也許陌生，但對我這代人來說，談到LSD這種迷幻藥，就會想到1960年代，在美國發生的文化大事件，嬉皮的年代。1943年，霍夫曼（Albert Hofmann）偶然發現了LSD的致幻性，嬉皮著迷於藥物能夠激發靈感，那個年代的美學形象是，充滿迷幻的色彩，赤裸身體，相對於槍管，他們是更喜歡鮮花的人，還有印度錫塔

琴的樂音。

當影子成形時

　　法國精神分析家亞富尤（Jean-Claude
Arfouilloux）在其著作《當影子成形時》一書，
〈成人身上的悲傷兒童〉章節中，提到：「再回到
邊緣狀態，他們的臨床症狀幾乎沒有顯露出像強迫
官能症、憂鬱症、或是妄想型精神分裂症那些足以
構成一種類別的特殊性。而是由各種展現和行為構
成，由憂鬱到偏差行為，後者涵蓋了行動化、毒物
成癮、和變態行為等。有時，是假正常的圖像，表
面上適應得很好，一點也不會洩露出充斥於主體的
痛苦，他自戀的深層早已開裂，要不就是使對談者
感到輕微不安，感到面對著的當事者似乎來自域
外，在思考與情感上呈現空白……」。

　　這種說法大致點出了方向，不過就細節來說，
仍需要更多的觀察和想像，來呈現在類似的創傷經
驗裡，走出不同的外顯問題。就算是失落創傷，在
質和量上，仍需要更多的描繪和建構，或注意後來
的外在環境因子的影響，這些都沒有簡便的答案。

　　因此我們整個工作坊的內容，就回到一些常見
的基本現象，不論是從臨床案例、電影或迷幻搖滾

作為介面，談論「癮」，目的僅在鋪陳拉開這個主題的廣度，看能否有機會尋找其它角度來想像？我們只在有限時間裡，做小小嘗試，這是我們從精神分析取向的角度所做貢獻的起點。

迷幻藥和迷幻搖滾的起點

再回到當年，迷幻藥和迷幻搖滾的起點，1967年，在舊金山的「愛之夏」活動，對於嬉皮運動是一個重要轉折，Timothy Leary演講：「Turn On，Tune In，Drop Out」（它的真正意涵仍是多元想像的），有人覺得這種說法，讓嬉皮找到了逃避的理由，但他成為年輕人的精神領袖。舊金山成了嬉皮天堂，到處有演講、東方概念的靈修會，還有嗑藥聚會。嬉皮們的迷幻聚會中，有著音樂的烘托，一月，「The Doors」發表了著名的同名專輯《The Doors》。

後來，短短幾年，「The Doors」成為最流行的美國迷幻搖滾樂隊。英國的披頭四「The Beatles」的單曲《Strawberry Fields Forever》和《Penny Lane》也於同年稍晚時期發行，可以說迷幻搖滾進入全盛時期。

不過，值得仔細提問和思索的是，相對於全盛

時期，後來迷幻搖滾的沒落，是怎麼回事呢？何以如此迷幻，如此迷人的音樂，卻沒幾年就不再那麼吸引人了？那些樂團就無法再維持了？這跟迷幻藥的使用有什麼關連嗎？這是必然的結果嗎？是使用迷幻藥來加強創意的強度，容易擦搶走火？是很原始的心理被驅動後，就難以在現實層面上合理的合作，持續創作和創意的發揮？

這些使用迷幻藥的歌手們，就初步的了解，並不是如同目前診斷條例裡的反社會人格者，就算他們有著反權威、反政府和反戰，卻是愛與和平的追求靈性者。我無意說，他們一定得活得長長久久，而且要一直合作到天荒地老，不能因為意見和方向不同而分道，但那些爭議是不可解的嗎？

Woodstock音樂集會

1967年舊金山「愛之夏」活動後，1969年8月是紐約「胡士托」（或譯『伍茲塔克』）Woodstock音樂集會，有人說是嬉皮最後的瘋狂，在紐約伯利恆鎮白湖村附近的牧場，原定1969年8月15日到8月17日，因雨延長了一天。曾有的海報上，標題為「水瓶座博覽會：三天的和平與音樂」。演出四天聚集了數十萬人，氣候惡劣，沒影響人們日夜狂歡。包

括Jefferson Airplane，The Grateful Dead等許多樂隊都參與了。「胡士托」從此成了傳奇，是搖滾青年精神嚮往的所在。雖然好景不長，迷幻搖滾開始出現衰敗跡象。

在遙遠的台灣，我是在1960年代出生，當時台灣處於長期戒嚴，外界訊息的傳入是相當受侷限。當我二十幾歲進入醫學院，開始聽說有人為了反越戰，而有玫瑰花插在槍管的美麗故事，也有聽起來震撼身體的搖滾樂，這一切都不是理所當然。已經是四十年前的事，對我來說仍像是昨天剛發生的事，時間經驗是壓縮而緊密，只是仔細想時才覺得是很久以前的事了。

當我開始知道，遠方年輕嬉皮的往事時，他們已經在他們的國度邁進中年了，成了當初反抗的社會裡的中堅分子。對我來說，那些時間的錯覺，是至今仍難以忘懷的日子，此刻還在慢慢解壓縮，好奇著當年在遙遠的地方，到底發生了什麼事？

發生了什麼事呢？

風吹來也吹去，1970年9月18日，Jimi Hendrix死在女友的公寓中，死因據說是過量飲酒和藥物。10月4日，Janis Joplin傳出死於過量海洛因。1971年7月

3日，Jim Morrison死於突發心臟病，然而死因一度成為人們猜測的焦點，「The Doors」從此走下坡。迷幻搖滾的到來，如一場風潮突然席捲過境，還不及想像怎麼回事前，突然風過謝幕。

這意味著，是否人們和其它客體，在客體關係上有值得再深思的課題？尤其當年他們是追求自己的年代。雖然我舉例的是有所成就者，但我相信，在洪流裡同樣使用藥物，同樣想要靈性生活，也想要在搖滾樂或其它領域有所成就的人，不會是少數，或者果真能不追求成就嗎？其他人是才氣不夠或者運氣不夠好，缺乏有力的經紀人來協助嗎？這些現象有什麼值得再來看看呢？也許從「癮之後」可以更了解「癮」這件事。

雖然之後是多久之後的後，也是一個課題，這就是精神分析「事後」（après-coup）的概念。事後沒落只是因為情勢的必然嗎？或者原本的個性，加上藥物的使用，加強了這種結果的來到？或者也有一部分是，後來的重複性過高，讓原本的迷幻特色，由於重複性過高，變得不再有新意，因而無法再吸引聽眾，並且讓原本死忠的粉絲也失望了？如果是如此，或許可以提供精神分析談論的「強迫式重複」的一些細節經驗。

打開內心，同步社會，脫離世俗

　　幻境之旅，道德論者覺得，嬉皮沉溺在色彩炫耀的假象中，對於外在現實採取鄙視態度，但最終得回到現實，來處理理想和現實遭遇時的課題。他們對於Timothy Leary的「打開內心，同步社會，脫離世俗」（Turn On，Tune In，Drop Out）的真正涵義，有不同的想法：是否只是依靠迷幻作用的快樂，而無法再依著意志來行動？

　　否則，原本眾多的支持，只要支持者不潰散，仍是很龐大的存在。而當重複性變成創意不再，如是的重複是佛洛伊德所談的「強迫式重複」嗎？或者如我們主張的，「癮」是「強迫式重複」的某種代表，從這個角度來說，這是「強迫式重複」的必然結果嗎？通常「強迫式重複」帶有死亡的況味，不過這種疑惑，仍還無法完整說明，為什麼先前他們可以有著創造力，卻不全是走向佛洛伊德標示的，往著「昇華」的方向去？不可否認，在起初是有著創意的氣味，但最後終究和「昇華」不完全對味了。

　　無論是「The Beatles」，「The Grateful Dead」都深陷其中，Jim Morrison的死因也成為人們猜測的焦點。就外顯現象和成就來說，迷幻風潮帶給搖滾

樂新的可能性，卻也帶來了揮之不去的陰影和空洞，這種陰影和空洞似乎呼應著，都是好聽的歌，卻彌漫著陰霾，何以陽光底下，不只是陽光呢？「癮」作為解決陰影和空洞感的失落時，仍有比陰影還無法被看見的東西，它就在那裡，但是難以形容，只能在衰敗後，才驚覺原來是這樣。

我們有多少的能耐，讓當事者可以在成功的當下，想像不久的將來，有著可以預期的失敗？我們需要成為預言家嗎？這是我在想像「癮」或「強迫式重複」時，以「迷幻搖滾的成功與失敗」為例，作為我們處理當代「癮」的課題時的重要比喻的起點，好像嬉皮們的「愛之夏」，在愛與和平的呼聲背後，埋藏著人們內心世界的迷惘和荒涼？

黃色潛水艇

回到從前，其實「黃色潛水艇」（Yellow Submarine）這首歌是有些無聊的童歌。

「在我出生的小鎮
居住著一位老船長
他常對我們講起多年往事
在那潛水艇王國裡

我們一起航行追逐太陽

直到我們找到一片碧綠海洋

我們生活在海浪之下

在我們的黃色潛水艇裡

我們住在黃色潛水艇裡

黃色潛水艇，黃色潛水艇

我們住在黃色潛水艇裡

黃色潛水艇，黃色潛水艇

所有的朋友都在一起

更多朋友就在左鄰右舍

樂隊開始奏樂 （喇叭響起）

我們住在黃色潛水艇裡

黃色潛水艇，黃色潛水艇

我們住在黃色潛水艇裡

黃色潛水艇，黃色潛水艇

我們的生活安逸無憂

每個人都心滿意足（心滿意足）

天空湛藍（天空湛藍）

海洋翠綠（海洋翠綠）

就在我們黃色的（就在我們黃色的）

潛水艇上（潛水艇，哈哈）」 （蔡榮裕 譯）

「黃色潛水艇」是迷幻搖滾的重要一章，1966年專輯《*Revolver*》裡的歌曲，後來1968年的動畫片《黃色潛水艇》，則是以童話方式呈現迷幻般的影像，是依據這首歌再加上披頭四第八張專輯，《*Sgt. Pepper's Lonely Hearts Club Band*》（『花椒軍曹與寂寞芳心俱樂部』。1967年六月出版這首專輯同名歌，也成為「愛之夏」的重要歌曲之一，有人主張這是披頭四最具影響力的專輯）這張專輯裡的幻覺景象氣氛，構成這部動畫的基礎。

也許，紀念著童年最史詩級的失落，需要可以匹配的人生佈展，至於那場景是發生了什麼，我相信不同的人會有自己的版本；在那難以記憶的日子，印痕不曾消失，需要不斷地回首想像它的意義。也有人說，1967年，近10萬人湧入舊金山，海灣之城一場史詩級的反叛或哀傷，以「和平、愛、理解」為主題的社會運動，是戰後嬰兒潮世代對社會的反抗。

迷離加上迷幻

不過，我們在這裡是要回頭尋找其中的心理意義。我們能夠在那迷離加上迷幻的年代裡，找出什麼來對話，並讓我們有機會了解，人是什麼？自己

是什麼？人是為了做自己而掙扎，或者是在尋找著能夠感恩他人的途徑？（如克萊因的一本書名《嫉羨與感恩》）那裡有很多故事，人和人的故事，人和社會，人和政治，人和搖頭，人和詩⋯⋯

面對困難的議題，尤其是「強迫式重複」，對我們來說，是「癮」的基本心理雛型，我們除了盡力提出一些想法外，更需要有勇氣面對我們的不足，敢於提出更多的疑問，讓這些疑問被思索。我們不能只安在部分的事件裡，卻希望它就是事件的全貌；這不是讓我們更了解它，而是讓我們停滯在以為看清楚的地方，忽略了其它值得開拓的領域。

這是這場工作坊的目的，我們無法提供政策的完整參考，也無法讓人馬上就戒掉各種癮，我們只希望在我們提供的疑問裡，嘗試給一些回應，讓那些疑問不會如此寂寞。因為我們的回應，會帶來如在山谷間的迴聲，不讓疑問感到寂寞，疑問才會不斷地讓疑問蛻變或轉型成好奇心，有了好奇心才會不斷地嘗試給予答案。

這是說當年故事的一個方式。嬉皮運動的年輕人，喜歡用極端方式表明反抗傳統的態度，而迷幻藥和毒品同時盛行在這種環境中，追求心靈和平與藥物的關係，是個有趣的現象，是心和身之間很緊密關聯的課題。極端方式的反抗是常見的，有些是

以具有理想性出發，這種情境常是如佛洛伊德描繪
的，在「分裂機制」下二分法的自己和他人。

做你自己的事

據報導，1969年，美國大學中可能有三分之一
學生沾過毒品，後來不少名人也都自我揭露當年的
行為。以文化的叛逆和生活的叛逆為主，被當作是
嬉皮的「萊頓公社」是群居的小村落，也是迷幻藥
品的聚集地。這些群體生活的公社流行的話是，
「做你自己的事」（do your own things），對傳統、
道德、文化的反叛，他們的理想是創造新生活，從
自我的感受出發。生活是個人本能的感受、奇裝異
服的個性和民主，人生目的不再是社會階梯向上
爬，強調自我實現的過程。

1970年代，傳說發展到近3000個群居村，簡化
來說，反樸歸真，財產、子女乃至性愛的公有制，
也注重環境保護等，由於著重點的範圍很寬廣，再
加上個人主義，使得要談論這些現象相對更加困
難。

從六十年代中期開始，美國小說家海明威說的
「垮掉的一代」中的文青們，在流行派對，一邊服
用迷幻藥，一邊在震動耳膜和身體細胞的搖滾樂

中，體驗奇怪的視覺意象。後來，發現越怪異的音樂，越讓人們陷入激昂情緒，越喜歡沉浸這種幻象中。這時候，英美兩地搖滾樂代表人物，「The Beatles」和「Bob Dylan」，據報導也開始嘗試使用迷幻藥。

1965年，「The Beatles」新專輯《*Rubber Soul*》中開始引入迷幻元素，根據藍儂（John Lennon）後來表示，樂隊開始服用大麻來進行創作和演奏，甚至將這專輯稱為「大麻專輯」。有些人使用大麻後的思維，會變得寬廣且跳躍，豐富了歌曲創作，其中的名曲有「挪威森林」（Norwegian Wood）。

從1965-1966年開始，迷幻風格的樂隊風湧出現，比如「The Grateful Dead」，「Jefferson Airplane」，「Country Joe and the Fish」等。迷幻風潮也影響了民謠和其他音樂，歐美樂壇沉浸在迷幻中。

1966年，「The Yardbirds」發行了《*Shapes of Things*》，「The Byrds」發行了《*Eight Miles High*》，英美的迷幻搖滾熱鬧上場。可惜「The Yardbirds」不長久，但出了三名厲害的吉他手，Eric Clapton、Jeff Beck和Jimmy Page。

我並不是要單純地浪漫化當年，由於迷幻藥和

迷幻搖滾的成功和震撼，此刻我也想著那些女爵士歌手，何以在英年死於過量的海洛英？當年，並不是很注重這件事，好像那些好歌就是一切了，就是最好的人生答案，但這一切不是都「為了人」嗎？這是什麼意思呢？所謂「為了人」這個受詞是指誰呢？經過時間的演變，讓我從心理學的角度來想：這些音樂的目的是什麼，會反映著什麼樣的心理學？

枯燥或原始二分法的世界裡

例如，不是以精神分析術語來理解這些迷幻搖滾樂和歌手的內心，而是反過來，能夠用「黃色潛水艇」的迷幻意象，來說明心智裡某種特性或某個重要的環節嗎？如何以創意的歌或藝術，來化解某些惡意、枯燥或原始二分法的世界裡，人人都有著如「黃色潛水艇」裡，那種好人和壞人的區分？

不過這種好、壞人的區分，在不少卡通裡是如此，如果要以「黃色潛水艇」，作為我們用來比喻內在世界的常見現象，這個比喻的特色是需要被知道，如同佛洛伊德當初，從希臘神話引進伊底帕斯王的故事，來說明一個重要的情結。

「黃色潛水艇」首先收錄在1966年披頭四專輯

《*Revolver*》中，他們的第七張專輯。由成員Paul McCartney創作，Ringo Starr主唱。據Paul的說法，是在當時女友父母家的閣樓裡蹦出來的想法。他構思了老船長的兒童故事，有了基礎旋律之後，John Lennon一起創作歌詞。歌詞中有「天空的藍色和海洋的綠色」，起初他們想做一首快樂兒歌。原先是很多不同顏色的潛水艇，後來變成只有黃色。

儘管歌曲內的「We all live in a yellow submarine，Yellow submarine，yellow submarine」朗朗上口，也進入排行榜名次，但影響力的發酵是靠著後來1968年《黃色潛水艇》同名音樂動畫片，一部非主流的動畫。

用音樂對抗世界

再回到另一條線索，我好奇的是，更早的一些重要女歌手，如Billie Holiday、Ella J Fitzgerald與Sarah Vaughan，她們的人生結局，雖然這些是在迷幻搖滾發生之前的事，也都是在藥物使用的範圍裡，有著相異也有雷同的生活故事。

三位女歌手的個人遭遇，和政治社會對黑人白人的不公，都會是她們命運的決定因素之一，而她們使用的海洛英，相對於披頭四或其它搖滾歌手，

不必然是在意識上有著反抗權威和主流，藉助迷幻藥物的特性來增加創意。

Billie Holiday、Ella J. Fitzgerald與Sarah Vaughan，被公認是20世紀最重要的爵士樂三大歌手，她們都活在充滿種族歧視的年代。三位同為黑人的女歌手，用音樂對抗世界？Billie Hoilday在悲慘童年下，開啟她的人生路；Ella J. Fitzgerald在困境的少年時期，因緣俱足成為爵士樂第一夫人，被形容具有20世紀最美妙的聲音；Sarah Vaughan看似沒有悲慘的際遇，但她的聲音憂鬱，渾厚華麗的聲音，為時代留下了記憶。

〈奇怪的果實〉 [19]

南方的樹上結著奇怪的果實
血液留在葉子上也深入根部
黑色身體在南方的微風中擺盪
白楊樹上掛滿了奇怪的果實

在南方壯麗的田園景象裡
突出的雙眼與扭曲的嘴巴
木蘭花的香氣，甜美新鮮
卻拌著燒焦後的身體味

---

[19] "Strange Fruit" is a song recorded by Billie Holiday in 1939, written by Abel Meeropol and published in 1937.

烏鴉啄著奇怪的果實

為了雨的聚會

也為了風的吸吮

為了陽光來枯萎它

也為了讓樹幹傾斜

真是奇怪且苦澀的作物收成 （蔡榮裕 譯）

　　這是迷惘，至於對墮落的道德的控訴，是有它的效用，但是對心理學來說，只是讓我們盲目於，它的脈絡裡有著什麼，在光明來後，會變得更暗的東西？要有多大的心理能力或盲目，才能承受〈奇怪的果實〉所述說的經驗？就算有能耐承受，迷惘就不見了嗎？迷惘將以什麼方式來呈現呢？不是光明來了，黑暗就走了，而是有種黑暗，在光明之下會更暗黑，有著如同佛洛伊德在《文明及其不滿》裡提出的，有些不滿是來自於對文明的不滿。

　　因此我們所面臨的，不只是原始欲望，也包括文明，若只有批判，不會讓我們更能找到出路。我們期待在批判之外，尋找是否還有其它思考？也許可以呈現的是，昇華概念的侷限，或者什麼是昇華，不再只是將原本的欲望，轉化成有創意的想法和行動這種說法而已，而就是有著人的心理窮困的所在──就算是光明來了，卻是更照亮了心理上的

窮困。跟著光明路走？或者更可能的是，光明之下，那些心理窮困更需要尋找掩護，因而更把生命基調往下拉？

這種說法不是要替人生找到合理化的開脫之詞，而是，如果潛意識世界有著這種可能性，那麼我們如何面對和想像呢？例如，有著黑白種族歧視的心理壓力，她們成功了，大致也知，後頭還有著什麼外在環境的人事，在控制著她們的成功。但是內在世界裡的遭遇和迷惘，它們走著自己的心思之路，這是人性的謎題。

我無意有快速的答案，因為如果人生後來的結果，就是總體下的答案，那麼謎題才是謎，而不是最後的答案。以精神分析史來說，就像伊底帕斯是回答對了史芬克斯（Sphinx）的謎題：「什麼動物早上用四條腿走路，中午用兩條腿走路，晚上用三條腿走路？」，答案是：「人」，但是這答案有什麼用處嗎？一如我們常給一些問題的最後答案是，「那是人性」，但是原始的謎題是什麼呢？史芬克斯是更需要被著重的角色，為什麼會這樣，需要詢問謎題？

Billie Holiday在1935至1942年間的歌曲，是當代美國爵士樂的風格代表，她是一個「把心都唱出來的女人」。出生時，父母都還是未成年的孩子，

在父母的暴力陰霾中生活，10歲時慘遭強暴、飽受歧視，又被賣為雛妓。在音樂裡，她有了出路，但悲劇沒有離開她，多次情場重創，與逐漸下坡的歌唱事業，歌聲隨著酗酒和毒癮，越來越沙啞，在四十四歲，死於肝硬化併發症離世。

Ella J. Fitzgerald的父母在她出生後不久便分居了。她跟隨母親搬到紐約州的楊克斯（Yonkers），與母親的男友一起居住。後來母親車禍過世，她周轉生活於親戚間，時常逃學。後來她曾被送入感化學校看管。最後逃離了感化院，一度無家可歸。

Sarah Vaughan被稱為「上帝的禮物」、「天使的聲音」，是最具天賦的爵士女伶，從小就在幸福與充滿音樂的環境成長，青少年時期就因《Body and Soul》一曲在比賽中成名，開啟她的演唱生涯。四度失敗的婚姻，Sarah Vaughan有美好嗓音，卻在愛情中滄桑，香煙、酒精、毒品伴隨著她，雖然沒有直接影響她的歌喉，六十六歲死於肺癌。

樹上苦澀的果實

這些歌手的命運結局，只是偶然成為苦澀的果實嗎？何以她們為了避開吊掛在樹上的結果，卻是以另一種方式，被藥癮牽著，藥癮和提供者成為那

棵樹，她們成為樹上苦澀的果實。如前述的謎題，為什麼會這樣？

如果想從這些重要的文化事件裡，體會些什麼，來回答自己設定的人生困惑，那麼，任何答案就有著，每個人解決失落創傷的心理史痕跡，如此才會逐漸有自由，以一些迴聲回應自己的疑問，讓不再寂寞的疑問，不必再左閃右躲，不必覺得自己的疑問是見不得人的。

畢竟，沒有見不得人的疑問，有的是過早的答案，如同孩童早年的幻想（那是他的不見光的答案），因為說不出口也找不到語詞，讓它們更寂寞吧？我們來尋找更多的語詞，來讓疑問更好玩，更有生命力！而不是在一輩子的疑問裡凋零，無法自由，只能強迫式的重複問題，為什麼自己生在那個家庭？為什麼爸媽是那樣子，不是別人家的樣子？為什麼只能選擇一種性別，卻失去了更多的可能性？

人從小到大，都在自己的疑問裡，尋找自己的答案。如同嬉皮對於靈性的追尋，大人給了孩童答案，仍會重複地問，甚至略帶有強迫式的意味，因此，對我們來說，不是要給予答案，而是尋找出當年至今，仍在躲迷藏的謎題。不然當年的一場捉迷藏，它們躲得太好了，一起玩的人，都回家過自己

的日子了，二、三十年後，它們卻還在躲，以為當年的那場捉迷藏，還沒有結束⋯⋯

有些心聲來自遙遠的地方或遠古的童年，我們可能聽不懂，因為當年自己也不是很明白，只留下很多的「為什麼」，以問號的方式散居在日常生活裡，那是「失落」嗎？但是何以不會察覺到它們的存在？直到我們在尋找過癮、爽、高潮、強迫式重複、到成癮，才知道這裡頭有很多的「為什麼」，等待著我們去找它們。它們是害羞或是憤怒呢？

我們還沒有知道「癮」的全貌

很慶幸，我們還沒有知道「癮」的全貌，這樣子可以讓我們有不少有趣的想像，來探索它的漫漫長路。想想，我們要多盲目於「蕪」，才能假設我們已經了解對方，以為以「去蕪存菁」的方式來理解，但是被忽略無視的「蕪」，會走著自己的路，邁向何方呢？它真的就不見了嗎？

雖然我說了一些人的人生故事，讓各位可以認識他們，但我同時很謹慎地想著，如何說，才不致被各位理解為，直接以這些人生故事，來解釋人生的現象；這是「自傳式」的角度，任何自傳都有著去蕪存菁的現象，如何說才是更貼近這些人的心理

世界呢？

　　再來談談「黃色潛水艇」。一九六八年上映的「黃色潛水艇」老動畫電影，可說是第一部流行樂的動畫電影，但不是第一部音樂動畫電影，第一部是迪士尼的古典樂動畫電影「幻想曲」，「黃色潛水艇」是少數在當時能打破迪士尼壟斷的動畫。

　　迷幻的色彩，裝飾性強的拼貼藝術，顛覆了觀眾的視覺習慣。相對於迪士尼動畫，有人覺得「黃色潛水艇」是亂搞一通的天馬行空：在名為「胡椒國」(Pepperland)的音樂天堂土地上，被厭惡音樂的惡人Blue Meanies侵犯，封印了音樂家Sgt.Pepper's Lonely Hearts Club Band，把人民都石化了。但老軍曹獨自開走了在紀念碑上的黃色潛水艇，找到奇異世界英國利物浦的披頭四，披頭四駕駛黃色潛水艇擊退外敵，保衛音樂、捍衛家園。最後披頭四以愛感化了部分Blue Meanies，他們開始懂得音樂並留下來協助重建。

對於失落和悲傷的阻抗

　　「昇華」的概念已經是常識了，但對於失落和悲傷的阻抗，「不讓自己被淹沒而仍能活著，並活下去」則是重點，人會發展出生活下去的方式，而

164

這些方式和現實的關係，則影響著後來是否會被當作是阻抗。我希望大家對於「阻抗」這詞有新的想像，這詞不是要用來評論，因而淺薄化了原本可以有更多想像空間的見解。

以這些故事裡的新生和寂滅而言，他們的反抗和叛逆，是帶來文明和文化的衝擊，只是回頭來看，事過境遷，也浮現了不同的影響。這是了解個案的故事，尤其是在掙扎解決創傷的過程，可能早就埋伏著某些不佳的結局，也許這會被當作是「阻抗」。

接下來要談些理論。我針對要了解「癮」和「強迫式重複」的困難，稍為加添一些理論說明。佛洛伊德曾說，「強迫式重複」是有著死亡本能的運作，但是這句話仍需要眾多的細節來想像和描繪，不然這句話無助於我們了解：「癮」是「強迫式重複」的代名詞，而「強迫式重複」在臨床上常被當作是「阻抗」。

不過，我認為「阻抗」作為一種外顯現象，是有著豐富的內容，如同我們在迷幻搖滾的風潮所見的，但是後來的重複，不再有生機，就如同「盲目」或「麻木」了那般。後來的阻抗、盲目或麻木，理論上都有著源自嬰孩期間的經驗，他們面對著周遭人事物的來來去去，肚子餓和飽的回復，白天黑

夜的安靜和喧擾，都有著他們自己的想像和解讀。

　　對嬰孩來說，看著人生，如同大人看著星空。佛洛伊德對於孩童的觀察，他們看了妹妹和母親的下體後，產生了性理論。那是屬於孩童自己創立的理論，不是如大人世界所說的想法，在孩童的發展過程，那些自創的理論，如同在羊皮紙上寫字，抹掉後仍有層層疊疊的殘餘字跡。

在銀河太多星星裡迷路了

　　我們藉由後來的回想，描繪生命早年的經驗，其實就像是此刻望著星空，想要說著某件生命經驗的輪廓，這些輪廓像是星空裡的星座，因此，當我們覺得個案的阻抗，或者盲目於某些事實時，以更細緻的角度來看，是否是更接近或看見太多細節了，使得表達變得格外困難，因此只能描述早已經想過很多次的現象；如果要把那些細節也呈現出來，可能會迷失在森林裡，或在銀河太多星星裡迷路了，無法再依著以前所知道的幾顆星星的星座的方向走。

　　也就是，當我們覺得，個案重複述說某些相同的情節，類似強迫式的重複，這時他只是緊盯著幾顆認識的星星，那些星星在他的世界裡就是某個星

座，也許他對那星座的稱呼，跟我們所命名的星座是相同的，但是裡面，卻可能藏有他私密自訂的星星。

這些情況在臨床是常見的，個案描述著自己的故事，我們想要標示那是什麼，個案可能同意，但是他所想像的故事內容細節，卻不全然和我們主張的是相同，這也是臨床過程比預期複雜的緣故，就治療的實作過程來說，不太可能馬上一一核對。個案重複地述說，讓我有時覺得，他好像說上癮了，不願接受我們提供的其它想法。

意識浮現出來的答案，總和潛意識的期待有著落差，如果治療師難以想像這些可能性，會過早地以為，何以弄清楚故事了，個案再度談論故事時，卻依然走著自己的路，好像原先的收獲不見了。也許我們會說這是阻抗，但我們需要想像，個案在描述他的故事時，恐怕不自覺地省略了，眾多他覺得不重要、不需要、或者太過於受苦的記憶。

這也是何以佛洛伊德主張，精神分析主要技術是「自由聯想」，只要說出腦袋裡浮現的想法，不要判斷是否重不重要。不過這個指令並不容易依循，乍看簡單，實情是，個案的生命故事，尤其是在從出生到長大的過程裡，會出現多少難解的疑惑，光是看見媽媽今天何以笑臉少了，就可能激發

無限的想像。這些想像可能都會像是，一顆顆星星般映著心思裡，讓一個人的心思如同滿天星星般，形成了自己認定的，什麼是問題，什麼是助力的心智發展過程。

精神分析百年來的努力觀察和想像，在佈滿星星的天空，或是繁花盛草的森林裡，找出具有影響力的主軸，構成如同某星座般的某種情結。這仍是一個有趣的課題，例如目前「伊底帕斯情結」仍是最大宗的焦點，不過，除了其它可能性外，如何再把「伊底帕斯情結」細看，找出其中更細緻的內涵，也是值得再探索的，一如一個星座裡的每顆星星，都有它自己的歷史和生命故事，而且某些星星構成的某個星座，在星空中，那些星星的周遭，有著眾多微弱的星星被我們忽略了。如同個案要述說某件重要的故事時的情景，尤其是涉及強迫式重複或癮的情結。

依賴藥物或依賴客體

我們要從深度心理學的精神分析要什麼？或從藥物裡要什麼？如果藥物作為一個客體，而且是依賴難以斷絕的重要客體，這其中意味著什麼呢？我是假設，就算我們使用了「依賴」這樣的

字眼來描繪現象，這字眼是否還能讓我們看見、聽見其它更細節的內容？我們不能以診斷式的說法：「依賴藥物」或「依賴客體」就滿足了，這是大家都普遍知道的，但是這種知識並不足以帶來改變。

甚至這種說法算是了解「癮」嗎？我是在這些謎題下，想著是否需要從其它相關現象裡，探尋其中可能隱藏的某些心理機制？我服膺佛洛伊德在草創和建構精神分析的過程裡的重要策略，借用其它學門如文學、藝術、醫學和物理學等，來說明他所發現卻無法直接說明的心智現象和心理機制。

甚至不能只是二分法，來談身體和心理，這種身心二元論是基石，不過仍需要更多的方式，來展現兩者之間的相互聯結。然而總要先了解對方是什麼，或是你覺得那是什麼，但別人卻不這麼認為的那個什麼想起。

對於這些聯結，我們是樂於看見，有人從生物學取向有更多的說明，但是我們是從精神分析的深度心理學著手，我們也主張，目前已有的相關術語，仍不足看清楚、說明白，仍需要再從研究其它現象著手。這是本文以當年的迷幻藥和迷幻搖滾，作為討論的原因，目前只呈現我的初步

報告，在文中先呈現一些資訊，作為未來深究的起點。

「癮：引言」作為起點

因此我演講題目的標題，也可說是模仿佛洛伊德談論「自戀」這個很深奧主題時的題目——「自戀：引言」（On Narcissism：An Introduction）。在學術上，我想也可以用「癮：引言」，做自己以及幾位朋友合作的這場「癮工作坊」的總題。只是我們的方式，不是如佛洛伊德那般，就直接引用其它學門的比喻來說明。

如同我們目前所展示的，我們是回到更基本的，在臨床和電影或迷幻搖滾裡，打轉一番，以還在尋找著什麼的方式，來漫步觀察和想像。是否這次的漫步就有佳音可以回報？我們並不如此期待，畢竟在精神分析發展了一百年後，要再找出什麼象徵來作為立論，是需要再三盤旋的過程，而「引言」的意思就是起步走。

雖然精神分析家溫尼科特（Winnicott）認為，孩童是需要在錯覺裡長大，需要有個母親讓她覺得自己是有能力的，可以解決不可知的未來即將發生的事情，雖然最後也需要和外在現實維持著連動的

關係，讓這些錯覺不致成為目前大家常說的「自戀」。但是在起初，如果缺乏錯覺，缺乏覺得「明天會更好」的錯覺，孩童的日子是要如何活著和活下去的呢？

如果他們沒有錯覺，過早地被外在現實的真實，逼著眼睛要一直睜開著，這能有什麼想像嗎？理應是有的，不過可能都變成了困惑的謎題，被一些散置的答案拼湊成目前的模樣。一如對於「癮」是什麼，仍需要這種錯覺而想像的過程，不能過早給予不成熟的答案，否則反而扼殺了未來的了解。

例如，何以需要藉由藥物，來激發想像力，那是對想像力窮困的處方嗎？或者是在創意上再加上新的創意，而帶來超乎意料的成果？在心理上需要花費什麼心力，來說服自己？何以不是只藉著自己之力來創作即可，而是把自己心力的成就，算在所用的迷幻藥上呢？這是我的謎題。

如果相信，人的自戀是本質，也是啟動自己創意的重要基礎，那麼，是什麼樣的動力，讓只要靠自己就可以的創意展現，卻寧願讓這種成就感歸於迷幻藥？這是欺世盜名，以為聽眾不知嗎？但是看來這些樂者不是全然隱瞞，甚至有著公開受迷幻藥的影響，我覺得這是一個還值得再深究的課題。

隱身的創傷

　　我無意只以病理化的語詞，來看待這些重要的經驗，尤其對我來說，精神分析、文學、藝術、電影和搖滾等，在我們年輕時代，是連結在一起的，我們就是一起談這些，交錯談，甚至不知它們之間一定得是怎樣的關係。不過，如今就算我心中有一條清晰的路徑，但我不希望它妨礙我再增加新的視野，我仍要來看看這些經驗裡的疑問與答案。

　　任何故事被述說時，都有著這種特性——說故事及聆聽故事的方式裡，有個潛在卻容易被忽略的事實，就是比昂（Bion）所指出的selected facts這件事，是指不論是個案在說故事，或我們在聽故事時，都會潛在不自覺地挑選故事裡的某些部分。

　　這可能是人性需要踏實感，雖然可能是錯覺，但傾向把虛線變成實線，這才能掌握真正的人生，雖然是很多點狀故事構成了人生，這種經驗是診療室裡常見的，也是我們在聆聽他人的故事時需要抱持的態度。

　　也就是從成功的故事開始看起，讓我們來看成功裡的那些跡象，是後來失敗的基礎，如同迷幻搖滾的風潮，這是很難從現實角度來想的事。但唯有成功的開始，才有後來重大的失敗，不是我們不要

成功的經驗，不過，如果依著某些精神分析者對於早年失落創傷的論點，也是我的觀察基礎，其實失敗是更早就存在的，只是它以隱身的方式存在，直到後來以某種「癮」，成功地處理了那些「隱身的創傷」，再讓後來的生活顯現其它的失敗。

這個成功和失敗的反覆過程，所累積的人生烙印和印象，結果是忽略了早年的失落，那無可撫慰的失落，唯有後來的成功和失敗，才讓人生可能有出路，如溫尼科特的說法，在孩童期需要某些錯覺，相信自己有能力處理人生的一切事，而不是過早地被現實淹沒，而只存留著幻滅感。因此前述的成功和失敗交錯，所打造的人生，至少有著不是一下子就處於，生命早年過多過早的現實，而帶來的生命低沉。

這使得「癮」和隱身的「隱」之間，有著某種聯繫，讓朋友所說的「癮癮作痛」和「隱隱作痛」，有著某種相連繫的線索，成癮也讓某些深沉的失落，隱身在癮裡，如果再回到迷幻搖滾的事例，好像它見證了要在癮裡撞見隱身的失落，是多麼需要一些華麗的故事，作為鋪陳或主場戲。如果這個事例可以讓我們見證，成癮的難題裡總是伴陪著，那些美妙奇幻且強烈的身體反應，甚至平靜也是強烈的平靜。

因此容易地就和「愛」與「和平」牽上線，這些被當作時代宣言的愛與和平，何以和迷幻藥有所牽連，也是值得從深度心理學來探索，而不是理所當然，當作是必然的關係。

失落下，孩童如何發揮創意來生存？

一如我們現在都只是看見了結果，我們的專業被逼著要處理，這些多元因素而產生的結果，要開出處方（不只是指藥物），這會讓我們看清楚嗎？我是懷疑的，因此在迷幻藥的創造力之外，也不能盲目於希求快速的答案，否則只會很快地消散。

我引用《*Identification as a Defence Against Anxiety in Coping with Loss*》（George R. Krupp，1965），但我只是引用題目名稱，我要說的是，失落，在佛洛伊德的說法裡，有「陽具欽羨」，意味著是要尋找那根自己曾擁有但卻失去的陽具，佛洛伊德的說法是針對性器官，是可以把性器官象徵化成其它客體，不必然就是指陰莖，而是其它的象徵。

例如，父母，或是克萊因所說的乳房，或者也可能包括精神分析家Joyce McDougall所表示，人只能選擇一種性別認同，而失去了其它的可能性所產生

的失落感，在這種失落下，孩童如何發揮創意來生存？如何讓某些強迫般重複或癮，埋伏在這些創意裡？未來再深究迷幻搖滾的風華起落，也許可以幫我們多了解一些。

我們常在焦慮和防衛上打轉，佛洛伊德當初是以防衛時所展現出來的精神病和精神官能症作為主題出發，開展了精神分析的漫漫長路。佛洛伊德在《哀悼與憂鬱》裡初步提出來的命題：當個人失去重要客體後，在自我留下陰影。而孩童後來可能認同了這個陰影或空洞的所在，而變成自己是空洞般的空虛，或因此而覺得自己是低下的自尊。

無力感、無助感和無望感

或者將identfication譯為「仿同」，也許會有更貼近的想法，也就是孩童在心理發展上，讓自己「仿同」那個重要卻已不在的客體所留下的陰影或空洞，這是很重要的概念，延續到青少年時，這種仿同現象藉由性生理的變化，讓青少年在實踐這些早年的認同或仿同的方式，會涉進更多和性與身體有關的現象。

仿同那陰影或空洞的死寂，有著不同強度的空虛感，為了讓自己覺得有活著的感覺，就會傾向以

各種可得的方式，刺激自己來讓自己活著，而且還要活下去，於是出現更多尋求刺激的方式。雖然這種說法還無法讓我們可以明確的說明，何以有些人走向性相關的刺激，有些人走向藥成癮的刺激？

再以另一個角度來說明，人們如何仿同那個失落的陰影和空洞？以憂鬱症診斷裡出現的無力感、無助感和無望感，來觀察這三個「無」會以什麼方式來呈現，或者這三個「無」所帶來的，如同「餓鬼道」般的現象。或者以很多的「有」作為防衛的方式，可以從這三種「無」的角度，來觀察和想像理論上，如果創傷發生在生命愈早年，或者創傷愈嚴重，那麼這三種「無」的現象會愈強大，也就是這三種「無」不再只是「沒有」或「空洞」，而是會出現如Bion主張的no breast的no，不是「沒有」，而是一種「壞」的破壞力量。

也就是這三種「無」，不會只是空盪盪的，而是會有著破壞力的「無」。其實可以在日常生活裡感受到，例如，當一個人覺得「無力感」時，會對於原本的生活帶來怎樣的破壞力？好像某些原本的動力和興趣頓然消失了。不過值得注意的是，這三種「無」的現象，不必然是容易觀察到，因為有可能如同「夢工作」的「濃縮」和「取代」的心理機制，呈現出來是多種樣貌，要再仔細觀察才會體會

176

到，原來先前的那麼多的擁有，其實是某種「無」在運作——到處可見有人好像擁有很多，但結果卻是內心空蕩，只讓他人覺得是貪戀。

塞進各種「有」，讓自己有些生機

再回到迷幻搖滾來看這些「有」與「無」。1967年6月底，披頭四的單曲《All You Need Is Love》迅速成為嬉皮們愛與和平的聖歌。8月底，Pink Floyd發行著名專輯《The Piper at the Gates of Dawn》。這張專輯也是Syd Barrett領導樂隊的唯一一張專輯。在他1969年離隊之後，有人覺得這樂團再也沒有如此生機的專輯。

披頭四一直積極響應這場嬉皮運動的風潮，8月，帶領披頭四走向商業成功的經紀人Epstein去世，整個樂隊去印度靈修。經紀人去世，樂隊開始出現動盪。「愛之夏」在這一年十月結束了。狂潮後的落幕有些凋零和落寞。嬉皮運動逐漸步入低潮，雖然迷幻搖滾的風頭，仍有著一些尾勢在風中。

我在1970年代末進入醫學院，那時仍是戒嚴時代，進口的Time雜誌常有內容被塗黑或撕掉，校際之間的聯誼只能透過救國團，不然可能會被退學。

那個年代，學生如果有自殺舉動，是違反校規讓學校蒙羞，也是可能被退學的。電腦還不普遍，使用電腦還要會自己寫程式。也沒有目前大家看見的，各式來自西方的心理治療。

當時離美國出現搖滾或嬉皮的1960年代，已經是十幾年後的事，在美國的反戰和迷幻搖滾已經走下坡，但是對我們來說，這些訊息雖然是片斷，且是被國家機器篩選過，卻是我們的所有。就在這種氣氛底下，我們對於自己所沒有的，這些遠方的訊息，總是令人興奮的，雖然只有片斷零散的資料，卻是我們的精神糧食，好像那是不被窒息的唯一方式，讓我們的「無」，在這些片斷的「有」裡被映照出來，我們看見了「無」，希望塞進各種「有」，為了讓自己有著一些生機。

重新發現有著很多的無

對我來說，佛洛伊德和文學藝術以及搖滾樂，是同時並行存在的生活，但是最近為了準備這場演講，起初只是憑著直覺，就下了題目，但在實質準備的過程，卻從網路上發現很多以前不曾特別注意的資料，讓我覺得只要我從這些經驗裡出發，會有很多新的發現，那將是一個寶藏般，有很多以前不

曾看見的文字或圖像；我覺得只要我堅持站在精神分析立場的心理學，來重新看待那時候到底發生了什麼事，勢必有著更豐富的感受，好像在已有的周遭，重新發現有著很多的「無」。

1968年，披頭四發行了著名歌曲《Hey Jude》，盛極一時的表面下，樂隊卻開始解離。成功創意裡隱含的破壞力一如癮的現象。1969年，披頭四錄製專輯《Let it Be》，樂隊成員間矛盾更加激化。1969年9月，發行《Abbey Road》，1970年5月發行《Let it Be》，這是他們最後一張專輯，四人從此分手各走各的Abbey路。

發生了什麼事呢？他們有著一些「有」的收獲，卻是走向「無」的結果。只是現實意見的不同，或者另有其它至今仍是謎題的心理課題？不論其它論點是什麼，我倒覺得是個時候，可以再回頭探索尋找新論點。

有人因「迷幻」而偉大，一如溫尼科特說的，孩童剛出發時需要的「錯覺」，但也不能忽略一些因此難以有成就者，或者有名的一些女爵士歌手因海洛英而在青壯午過世，除了藥物特性使用時的社會經濟因素，例如是否被作為控制的手段，或心理因素，畢竟那是高度壓力的工作。

其實在我醫學生的年代，不知他們是如何死著

他們的死，活著他們的活，因為我們那時只要幾個意象作為支撐想像，不必然會好奇所有的，這樣的確可以撐起很廣大的世界，如果說我對精神分析和佛洛伊德的好奇，就是在這樣的錯覺下，交織著文學、藝術、電影和搖滾樂，混在一起，也許如同那杯想像中的，沉著黃色潛水艇LSD膠囊的雞尾酒的意象，錯覺地撐起我的知識探尋的人生。

走過那個年代，戒嚴的沉悶，深深知道迷幻和錯覺的重要，而且是相當重要，深信有一天會不再那麼沉悶，以精神或心理為主，不是靠藥物，但這是認同或仿同的人生故事，每個人都走過，都有自己的版本，但重點不在於意識上的期待，畢竟就算是奴僕，也希望自己的前幾世是做公主的奴僕，而不是一般家庭的奴僕。

如何想像嬰孩必然的失落

我們如何想像嬰孩必然的失落？尤其是在「依賴」不可能完全被滿足，但是完全滿足卻是原本的期待，這需要怎麼樣的配樂，可以讓這種失落心情和配樂相互對話？創傷是史詩級的，心理戰爭場景如何被記憶、被紀念、被述說？有個紀念碑讓人一直圍繞著它，說著重複的故事，我們專業職人只是

在大場面裡的一個所在，如何知道全面是什麼呢？當它要再現時，需要什麼樣的音樂和景象，來助陣這種史詩級的受苦呢？

孩童會有自己的想像，但那是什麼？我們如何得知？是透過後來的結果，後來的問題、症狀和人際難題嗎？那是腳下，最想抵達的地方嗎？落腳所在，我們如何趕離這地方，再去經驗其它的呢？如果其它地方是文化沙漠，是「無」，是他不曾注意灌溉的地方，他能前往哪裡呢？

我的延伸論點是，後來臨床所見的某個瞬間，或者個案所描繪的某個事件、某個記憶和想法，都是在歸因裡找處方，但是這就像一張相片是最後的結果，如果要用這結果，作為了解以前，那麼此刻愈是成形的災難概念和理論，就離原來難以言說的災難現場愈遙遠了。我們需要知道，我們的知識是有這種困境。

早年創傷是什麼？例如，對於受虐兒長大後或是藥物成癮者的心理圖像，個案此刻跟我們談論的故事和想法，就像是朝井裡丟石頭，我們在等待回音，等待當年還存在者的回音，雖然那裡早就不再有以前的自己，不過就「心理真實」的殘餘來說，是有著psychoanalytic baby在某處，我們找得到它嗎？我們在等待它的回音。然而，它是否太驚恐，

只能逃避任何的尋找？它長期處於孤獨，因此對於長大的自己和治療師的問尋，它仍是在驚恐裡，那是當年的驚恐再現，以新的版本重現當年的氣息，因此我們在建構個案早年的心理創傷史時，是在做什麼事呢？是要說給誰聽？當年的嬰孩聽得懂嗎？後來長大的自己，如何看待當年的自己呢？

他可能一直在等待那個當年小孩的回音，因此他一直說著故事，當年的和後來的，是如同誘餌般，期待當年的小孩能夠出來，從失落空洞裡出來迎接這些故事？那是他自己還無法說話，或有話說不清楚的年代的故事，這故事要如何被這小孩了解呢？他如何了解呢？這種了解是可能的嗎？也就是，他是在說故事給誰聽呢？尤其是在他覺得那是無法了解的災難故事。

後記

迷幻搖滾的到來，如一場風潮，突然席捲過境，又突然落幕。不可否認，迷幻風潮給搖滾樂帶來了新的可能性，卻也帶來了揮之不去的陰影，在深度心理學裡，它們有多靠近呢？就好像嬉皮的「愛之夏」，在愛與和平的喧嘩的旁邊椅子上，緊靠坐著什麼荒涼、曖昧和迷惘？

當好友橫光利一在1947年過世時，日本小說家

川端康成哀痛地發表了悼文，說到「從此就是餘生……」。人是什麼時候才開始「餘生」？是生下來不久，開始經驗客體的來來去去，就開始「餘生」？如何在「餘生」的荒涼裡，有「餘地」活著，並且活下去呢？

我仍只能回到之前一場演講構思的題目——是個謎題：「成癮宇宙裡，強出頭的藥，在玩什麼心理把戲呢？癮的潛意識想要昇上天或下餓鬼道？」

第二部分

癮的潛意識，想要昇上天或下餓鬼道？

｜彭奇章

有一種豐富叫做「永遠都不夠」

　　109年10月初，有幸和蔡榮裕醫師一同受邀至矯正署演講，與在矯正機關進行心理工作的夥伴們，分享精神分析取向心理治療，對於毒藥癮個案可能的想像。之後又在蔡醫師的邀請鼓勵下，嘗試整理出活動當天主要的探討內容，一同加入他們在「癮工作坊」的文字出版。

　　如同10月初在矯正署活動當天的心得所言，站在矯正體系心理工作者的位置時，我感覺自己就像個受雇的傭兵，因而與矯正體系夥伴們有著一分扎實的革命情誼，所以持續跟著他們一同在前線堅守這座襄陽城。守城的心情定是五味雜陳，一方面嘗試摸索在艱難的現實情境中，如何讓心理治療的效能盡量得以伸展；另一方面總是盼望著有更多外援部隊能夠到來。這些外援除了是政府的政策走向、預算經費與陸續投入的專業人力之外，更盼望的是對這份艱困工作的新思維拓展。新思維的拓展除了實務療效的研究之外（這已經是條我們熟悉的路

徑），蔡醫師等人在「癮工作坊」嘗試找尋「癮」與「日常心理學」的各種概念連結，亦將會是另一片豐富的境地。

難題中的一幕

　　眼前的個案有氣無力地描述著過去荒腔走板的生活樣貌，以嘲諷口吻冷冷地控訴那殘破不堪的家庭，看似灑脫地認定此生終究無望。還有那長達十多年的未完刑期，在他口中似乎也顯得無關緊要。但話鋒一轉，原本毫無生機的個案突然回過神來，帶著得意且熱切的笑容對我們說：「老師，我跟你保證，這趟出去之後我絕對會再吃（使用毒品）！現在看不到那些東西，所以不會怎樣，但是出去就會『醒』了。」這一瞬間，個案變得相當快樂，而我們卻不知道該不該一起快樂。

　　以上片段是支援矯正機關心理工作幾年下來常遭遇到的類似狀況，這總是帶來無力之感，尤其當我們發現這類毒藥癮的問題，並不只會出現在毒品犯身上，而是充斥在各類犯行的受刑人身上。在參與相關議題的研討會時，心理治療這件事究竟幫不幫得上忙，也常常會是不同專職者們之間常有的疑慮之處。實情是，即使我們有各式各樣的理論，也

有為數不少的國內外研究資料，卻仍然無法保證帶來多少滿意。此時臨床工作者遭遇到一個問題，在我們決定要對毒藥癮相關個案進行心理工作時，我們的希望感要建立在什麼樣的基礎上，才能比較恰當地回應前述的無力感與不確定性？

希望感這件事

什麼是心理治療的樣子？要抱持多少希望來看待這類工作？這是常常浮上心頭的反思。我們試著回到這類反思的可能起始點，也就是1890年時佛洛伊德談論心靈治療（Psychical treatment）的文章中，看看能夠再喚醒些什麼。

佛洛伊德在該篇文章中，描述了當年的醫師們面對臨床上的心理問題時，起初因為自然科學的進展，或是受制於本身對於外在眼光的恐懼（擔心被貼上不科學的標籤），必須將焦點侷限在身體層面的解釋；而後續的醫師們隨著臨床實情的挑戰、觀察與省思，不得不從對身體局部問題的歸因，發展到對整體神經系統的看重；之後再談到情感與注意力對身體症狀的牽動性，也發現到人們的期望心理，不但能夠誘發生理疾病，有時也能夠激起療癒效果；接著佛洛伊德從宗教相關的奇蹟式療癒現

象，體會出聲響與群體力量的影響力。

　　佛洛伊德在該篇文章中十分詳盡地描述醫師們的心思是如何地從身體層面一步步漸漸轉移到心理層面，並推論病人若要在醫療中獲得療效，其中有兩種信念十分重要。其一，是病人渴望被治療的程度；其二，是病人相信自己在正確的治療方向上，並有著正確的步驟。最後佛洛伊德表示，由於醫師們清楚知道病人心理狀態對於康復的重要性，於是嘗試透過適當的方法，刻意對病人施加一種有利治療的心態。心理治療就是從這種企圖心開始，進而開展出各式樣貌。

　　「嘗試透過適當的方法，刻意對病人施加一種有利治療的心態。」或許這就是心理治療中，關於希望感的起源。

　　回到總是不乏無力感的毒藥癮心理工作的現場，如果我們仍站在以心理治療作為一種介入選擇的立場，在一開始就得設定，如何與個案建立或維持著一定程度的醫療希望。只是這份希望除了要建基於臨床上的實務研究與經驗，也得如同佛洛伊德所提醒的，醫療人員有義務克制或放棄使用一些非常有用的心理程序（例如刻意激發強烈的情感與歡愉、過度滿足病人的需求等等）。用我們的話來說，就是不要一昧為了創造希望感而忽略了可能的

副作用。這有賴於我們辨識出一些重要的現實，來協助我們對這份希望感的拿捏。

現實感這件事

針對毒藥癮的心理治療，在臨床實務上已存有不少介入方案，有些是著重在重要概念的給予，有些是著重在臨床現場此時此地（Here and Now）的覺察與介入。我們選擇怎樣形式的介入，都勢必要遭遇到如何與外在現實（例如：經費、時間、場所、刑期、個案狀態等等之限制）妥協的命運。在這現實之下，心理工作者對自己的工作取向，無論是採取削足適履或是曲高和寡的態度，都總有份失落要面對。

一個常見但容易被忽略的現實，就是在監服刑中的個案，沒有機會碰到毒品。這何以會是個問題呢？佛洛伊德在「有止盡與無止盡的分析（Analysis terminable and interminable）」一文中提到過類似的思考。他問了一個問題是：「我們有可能為了預防的目的，而嘗試在治療中主動誘發類似的苦難嗎？」以毒藥癮的例子來說，亦即我們有可能為了治療目的，而讓個案有機會接觸到毒品嗎？無論是佛洛伊德當年的回答，或是我們當代的臨床

實景，這答案都是「No」，因為牽涉到倫理問題。而且根據佛洛伊德描述的分析經驗，刻意在治療中增加新的苦難衝突，只會更加拉長治療所需的時間。

接著延伸下去的疑問就會是，如果個案無法在治療歷程中，誘發出他原本的苦難狀態，我們勢必都會離那苦難背後的本能樣態有一段不小的距離。而這問題有沒有比較折衷的思考方向來嘗試解決呢？以佛洛伊德的語言來重述這個問題的話，就是「有什麼方法可以讓潛伏的本能衝突，轉變成當下活躍的衝突？」

一個臨床實務上常見的策略是，不管治療當下，個案有無活化他先前的問題，我們還是主動與他談論這部分議題的想像內容。許多套裝治療方案的介入策略主軸就是如此，參考以往的研究發現以及實務經驗，將許多重要的問題設計進入方案之中，依序、全面地與個案討論，並學習可行的因應之道。這型態的做法確實提供了相對豐富的認知內容，因著這份豐富與完整的內容，有理由讓心理工作者提升一定程度的希望感。只是這份希望感要轉移到個案身上，會有一個不小的挑戰。佛洛伊德認為，對個案來說，除了關係到當下活躍的衝突之外，其他的事物個案都容易無感。以他所用的譬喻

來說，就如同對於孩子給予性啟蒙知識一般，也如同對原始民族傳教一般。他們一方面受到新教義的薰陶，但另一面仍繼續祕密地崇拜舊有的偶像。

著重此時此地（Here and Now）的觀察與介入，這是比較偏向精神分析治療取向的心理工作者之主軸。這類策略對於個案是否能在治療當下，活化本能衝突的問題，也常會是回到移情（transference）狀態的觀察。但這會面臨一些不小的挑戰，例如，我們無法決定與毒藥癮議題較密切的移情內容，何時會浮現，浮現時治療者也不一定都能立刻覺察到。這做法在我們目前，仍具有外在時間經費限制的結構下，會碰到相當程度的艱難。另外，治療者有可能在移情中，以人為的方式引發新衝突嗎？這樣或許可能處理到，時間等待的不確定性問題，但是佛洛伊德亦提醒過我們，這類做法極可能傷害治療中的正向移情關係，正向移情畢竟是個案在分析工作中最強而有力的動機。

挫折感這件事

一旦我們細細回顧在矯正體系心理工作中，關於希望感與現實感的經驗之後，我們毫無意外地，總會獲得滿滿的挫折感。治療工作中的希望感如何

拿捏，或是現實感的認識面向，或多或少、或新或舊都有一些前人遺留下的文本與研究，給予我們提點，但挫折感這件事卻是相當具有個別差異性的。

　　以我個人觀點來說，就如同戒癮個案的心境一般，我們可不能只是迷失在自以為的意志力上頭。回到本文緣起所提及的，在靠著一切現有資源堅守城池的同時，能否等到外來援兵，或許才是延續戰力，不被挫折淹沒的重點之一。藉用溫尼考特（Winnicott）在1941年，一篇與嬰兒觀察有關之文章中所說過的一個觀念，他認為孩子在人生開端所面臨的未整合狀態，是具有一切可能性的，也是創造的泉源，此時過度的理性，可能會是對未整合的恐懼。我們在面對物質成癮個案時，確實仍存在不小的挑戰，或許目前較佳的態度是先能接納現況，同時等待著（或者是參與創造）更豐富的思維到來，而不必急著成為強出頭的藥。

| 參考資料

Freud，S.（1890）. Psychical（or Mental）Treatment.

Freud，S.（1937）. Analysis terminable and interminable.

Winnicott，D. W.（1941）. The Observation of Infants in a Set Situation.

從過癮、爽、高潮、到成癮的寬廣路上，我們看見了什麼在受苦或愉快嗎？

　　從佛洛伊德一度研究古柯鹼的故事談起。他開創精神分析之前，是在神經科學的研究領域裡打拼，在顯微鏡底下畫著神經細胞的模樣。當時是假設，如果能夠了解更多，一些神經系統的疾病就可以解決了。事情不是那麼單純，一百年後，很多神經系統的疾病仍是難解。

　　不過，科學就是這樣在進展中。他也曾研究古柯鹼，那時不知道這藥物的所有特性，後來發現這是可以讓人成癮的藥，只是被他人捷足先登，用這作為眼睛手術的麻醉藥，讓他很扼腕。

　　回到被泛稱為「癮」的這件事。日常生活裡，包括說聽讀寫或有了某些想法和故事，覺得很「爽」，各式的爽都有不同的身體反應作為基礎，產生不同「質」和「量」的感受，從覺得平靜安適到高潮如海洋般的興奮。

當我們說高潮般的興奮，對於嬰孩到大人之間的漫長人生，如何在身體的反應基礎上，轉換成心理上的「舒適」，到「如海洋般的感受」，其實是如光譜般的寬廣，這是臨床上充滿複雜性，以及在第一線現場工作時，會遭遇各式困難的原因。

　　不過，在這裡，不是要談工作困難的理由，作為避開的方式，而是從如何面對這些複雜性和多面性出發，來想像我們在處理相關問題時，所遭遇的困難有多麼困難，但依然可以嘗試在這些困難裡，找到自己的想法和動力，繼續往前走下去。

　　我相信臨床人員，是知道這些困難和感受的，而這是否帶有自虐般的爽呢？大家可以在內心深處會心 · 笑即可。

　　我無意在現有的知識裡創造新理論，只是嘗試把這些眼前的事項，再深入去探索並和其它概念相互比對，作為我初步了解「癮」是什麼的起點。

　　首先，回到一個基本命題：我們如何定義所看到的和體會的「癮」是什麼呢？我無意一下子就跳進，現有的精神醫學診斷裡，雖然那是我作為精神科醫師熟悉的說法。我也另有一個專業角色認同，就是嘗試從精神分析的潛意識（或無意識）裡，尋找這些現象裡有什麼深度心理學，值得我們探索和想像。不過我需要先說明一下基本立場，才能有助

於各位了解，我所主張的優點和不足的地方。

我們假設的理解方式是：「生命早年失落創傷」而「苦痛」，到需要產生「過癮」、「爽」、「高潮」和「強迫式重複」（repetition compulsion），以及再發展到嚴格定義的「癮」的過程。這是一個光譜般的視野，不是只有「正常」或「不正常」的兩種分野。

或許兩種分野可以讓我們很快看見了什麼，卻無法讓我們看清楚；畢竟「看見」什麼和「看清楚」什麼，也是具有如同光譜般的寬度。

一般來說，值得我們注意的是，當我們要在複雜多元的處境裡，看清楚某件事或某個東西時，需要忽略多少周邊和背景的情境？例如，談論森林裡某一朵美麗的花時，我們需要忽略多少周邊的花草樹木？

如果「癮」是一朵森林裡的花，被我們看見了，我們描述它時，我們要多「盲目」於其它的，才能看見「癮」的模樣呢？尤其「癮」和「爽」，如前述，在生活裡並不是如一朵花的明確界限，而是和生活情境、社會情境和心理感受等，相互交織糾纏的景象。

我們可以只看見要看的「爽」或「癮」的某種現象，而失焦其它周邊的花花草草，然而周邊可能也有著它們的重要性，我們會說要注重「脈絡」，只是我們可能無法馬上就知道，它們有多少相關的意義。

從精神分析的角度來說，就是從這樣的態度出

發，尤其眼前面對的是，難以處理的問題時，更需要假設，我們看見的目標，只是我們盲目於其它，才讓我們以為是看清楚了，其實卻是忽略了什麼。

對於這些困難的個案，我們也許需要改變原本的想法——一般都是期待治療者可以有答案，來應對或處理眼前的難題，但能想得到的答案或「詮釋」，大都是難以奏效，因此是否真正的難題是，我們連對方在想什麼都不是很清楚，我們雖想要同理對方，但對方的想像是什麼，他自己可能也忘了。

重點也許要調整為，不是伊底帕斯式的只給答案卻流於盲目，而是需要再重新找出「謎題」。當年創傷下的困惑，以「為什麼」的型式，留下人生謎題和吶喊，或許才更是我們需要了解的方向。否則，連謎題是什麼都不知道，我們卻要依著對方的需求給答案，這裡的對方可能是個案，也可能是參與會議前受挫折的我們自己[20]。

我們想做的是，把死掉的獅身人面獸「斯芬克斯」（Sphinx）找回來，讓它復活，再重新出謎題，讓我們了解個案的迷惘、疑惑、謎題和「為什麼」。我們不自許是伊底帕斯，可以回答謎題，而

---

[20] 此觀點也用在2020.10.18【薩所羅蘭】和北市聯醫昆明防治中心合辦，吳念儒臨床心理師、王明智諮商心理師、陳瑞君諮商心理師、王盈彬醫師和我共同上場，一天的「癮工作坊」的焦點。我們會再從其它角度，申論我們的想像。也會呈現在陳瑞君和我，參加2020.10.26在林口長庚醫院主辦的活動，「兒童目睹家暴虐待的創傷課題」。

是把斯芬克斯再找回，讓它死而復活，畢竟知道謎題是什麼，才有可能找出什麼是答案。

尤其我們面對的，「癮」和「創傷」，它們的起源和命運，是如此成謎......

這是什麼意思和如何做，我以下會稍做陳述，這是值得一直深究的主題。

以臨床經驗和現有的文獻來說，我們是假設，那些被稱為「癮」的現象，是某種「強迫式重複」，不過，就算有這種說法，我們仍試著從成癮過程的「精神心理學」著手，而不是全然偏重「精神病理學」，目的是讓大家一起來思索，就像人生某些時候的困頓，需要坐下來冷靜想想，人生是怎麼回事？這是有著自知的和不自知的因子相互作用，因而走到目前的樣子；不必然需要覺得是有病了，才想要探索自己何以是目前的樣子。可以把各式的「癮」，當作是生命歷程裡，遭遇各式心理創傷後，為了活下去而推動的防衛方式，這是生命的必然，各式的「癮」以不同的質或量，存在我們日常生活的一部分。

但是會有強度強到違法的藥癮，或其它強烈的癮，至今我們還在探索其中的心理歷程。我們所知仍有侷限，但我們就是純粹從「心理學」的角度來探索，並不是排斥生理因素的論點，只是生理因素

的論點不是我們這場活動的焦點。

爽、過癮到成癮，都有著身體的基礎

我藉用精神分析家Joyce McDougall曾寫過的書《愛欲的多重樣貌》（The Many Faces of Eros，1995），和論文《性學和新性學》（Sexuality and the Neosexual，2000）裡的概念，作為基礎，來說明「癮」這件事，還有那些值得再發現的想像。

我相信大家都有過「爽」、「過癮」和「高潮」的身體反應，曾經歷過不同程度的快感。而藥物成癮更有著強烈的激昂或平靜的身體反應。這些身體反應構成了心理覺得愉快的基礎，雖然從身體的知覺，到心理的感受之間，仍有漫長複雜的心理機制，需要再被探索和想像。隱身其中的理路細節，我們仍是陌生的，使得我們處理相關事項時，充滿著迷離和困惑：人為什麼會這樣子？

談到身體的反應，在精神分析理論裡，佛洛伊德主張，孩童是從摸著自己的生殖器，感到為什麼這麼好玩、愉悅，開始了求知欲的旅程。從這種說法來推論佛洛伊德的論點，他認為孩童對於知識好奇的起源，是來自對於自己的身體，尤其是性感帶開始的，起點可說是：為什麼身體（或雞雞）摸起來這麼舒服？

這是生命早年就開始的求知之旅，嬰孩當時受限於語言能力，因此留下來的是，如他的文章《記憶、重複與修通》（Remembering，Repeating and Working Through，1914）裡表示的，生命早年的記憶，並不是以語言型式記得，因此不是以說得出來的故事來記得，而是透過身體來記得。

前述的，身體舒服感覺的獲得或失去，自然有著它的重要基礎，影響著後來的行為和心理感受，雖然意識上仍很難說清楚，但從臨床來看，它們都變成了具有自己的「主體性」和「自主性」。

「主體性，就一個人來說，是有如憲法般的象徵意味，大家認定的憲法是不變的，可能是一些字彙或想法的不變，但它的意涵卻需要有一群大法官們，與時俱進地再詮釋或補充，那些字彙和想法的內容。或是讓後來新增的概念，容納進原來的想法和主張裡，但不覺得有違背當初要保護的，某些重要概念和心態。

我們假設，人的主體性，是在於覺得什麼才是自己的感受和想像，這也是不斷演變的現在進行式，但有一個從最初就被自己認定是，最重要且最核心的因子，只是這種核

心因子的心理因素，依精神分析家們不斷的探索，是可以推論到，還無法有說話能力之前，母嬰之間的互動，所隱隱形成的行動的記憶，而不是語詞的記憶。

只是偏偏後來是需要藉助語言，來描繪那些行動的記憶，或可能以身體功能的變化，來呈現它的記憶。而後來發展出來的語言，只能一直不斷地描述它們。也就是，後來的語言能力和心理狀況，會影響著如何描述那些行動或身體的記憶，因此顯得無可確定性，但是主體性和無可確定性是連動的，相聯結的。因此主體性雖是動態變化的現在進行式，卻不是毫無章法讓人覺得錯亂。如果有出現錯亂，可能是有其它問題的干擾了。」[21]

這些不被意識上記得，卻是潛藏在身體反應裡的記憶，是構成後來各式從爽、過癮、高潮和成癮的重要基礎，只是這個說法仍是淺薄的，還缺乏心理學的深度，需要更多的觀察和描繪，這些經驗和感受才能鋪陳出具有縱深的課題。

我也主張，唯有更寬廣縱深的深度心理學的建

[21] 《不是想死，只是不知道怎麼活下去？》頁282-283，蔡榮裕，無境文化，2020。

構，才會有溫度，人和人之間的溫度。

另外，Joyce McDougall在《性學與新性學》裡談到，為了獲得滿意的性和愛的關係，個人是嘗試符合或順從父母的潛意識，同時也得處理和那些「原始幻想」的奮戰，那是很原初的心理戰爭，是在「前生殖期」的「雙性」的幻想，被迫面對一些痛苦的感受，例如，閹割、滅絕感、混淆的性認同、空虛和內在死亡感等，孩童需要自己發明一些方法，透過愛欲的創意，而讓這些感受能夠被轉型或蛻變（transformation）。

想像一下，孩童的內心世界是多麼忙碌

我採用Joyce McDougall的描繪：在孩童生命早年的內在心理世界裡，並不是如一般想像的，一帆風順，就算「外在環境」很妥適，孩童仍有著他們的內心爭戰，經歷著內心世界的奮戰，為了讓自己可以活下去，在未來可以有「性」和「愛」的滿足。可以假設，這些生命早年的心理奮戰，它的創意、方法和遺留下來的產物，會是後來的爽、過癮、高潮或成癮的某些潛在原因。只是後來的外在現實會變動，而內心世界巧妙地，以某種特殊的記憶方式，牢牢記得。

必須坦白說，這種說法是高度濃縮，縮時影片那般，交待了孩童內在世界的某個角落，正在上演的故事。但是記憶的方式，以及對受苦的迴避，使得這些經驗不是意識上可以感受得到，因而被假設，是在潛意識裡以無意識的方式，展現在後來的日常生活。這些假設仍只是如前述的這些描繪，讓我們看見了想像的領域，卻也可能盲目於不少被忽略的素材，而建構出來的縮時影片。

我們需要了解的是，就算我們有了這些想像，是否就真的構成了，我們「了解」個案目前行為和感受的成因？這仍是疑問，就算有了這些說法可以讓當事者知道，卻可能無濟於事，無法造成立即的改變。

就算如此，並不妨礙我們持續在這片內心世界的地圖上，畫出更細節的內容。在還無法妥適解決我們常遇到的問題前，也許這是一段必經的路程。大家也是一起在快速行駛的火車上，描繪著窗外景色，給坐在靠走廊位置的人聽，讓他們想像窗外是什麼樣的世界。

當我從爽、過癮、高潮和成癮，這個想法來談論藥物成癮時，即是意味著，我是假設，要了解「藥物成癮」這個高度難題，是值得從日常生活裡的其它感受談起，讓我們想像它們之間，質和量的

異同，以及這些異同與嚴重成癮之間，連動關係是什麼？這些複雜的成癮行為，很難只以單一因素來說明，而是多元因素的相互連動，或動力式的（dynamic）相互消長和影響。

至於從「正常」到「不正常」之間，是有很多可能性，不是只有兩端點的答案。值得參考Joyce McDougall針對「性」相關的說法，她認為如果要說是「性倒錯」（perverse），是只侷限於那些行為和他人的關係，以及那些性相關的行為，是否並未考量到他人的欲望和需求？例如，孩童的性虐待、強暴、暴露狂、偷窺狂與戀屍等。

如何使用這個概念，來想像藥物成癮的歸類和分類呢？是否也以涉及和他人的關係來決定呢？不過，這不只是心理層次的課題，也有法律和社會政治的意見。

我們如何理解個案的早年創傷這件事？

個案生命早年的創傷，是如同皮膚的傷口，後來留著瘡疤那般嗎？這是了解早年創傷的一個角度，但生命早年的孩童，因記憶能力、語言能力和心理承受能力等諸多因素的影響，很難以如身體受傷而留下疤痕來比喻。從精神分析診療室的經驗來

說，生命早年的創傷經驗，會隨著時間的演變，有不同的想像和感受，很難說什麼是最原始的當年感受。也就是，生命早年在「歷史事實」（historic truth）上所經驗的事實，和「心理真實」（psychic reality）上所經驗的，並不必然是相等同。不過，這是很難從「現實原則」來了解的現象。

我以《生命荒涼的所在，還有什麼？》一書裡的論點，來補充我們作為第一線工作者，所面臨的困局並值得再思索的說法：

「這種將眼前的複雜問題，歸因於某些簡化式的因子和方向，大都是依循著她所說的故事，雖然我們其實沒有能力判斷，她所說的故事有多少的遺漏，有多少的增添，是否還有其它更創傷的故事被她遺忘，或者由於太受苦而難以變成想法，也難以用話把它說出來？因為太創傷的故事，想它和說它，都是一次次的煎熬和痛苦。如前述的治療室的現象是常出現的，認為個案眼前的問題有一個情結，而那就是最主要的作用因子，如同一串粽子的繩頭。

一般來說，伊底帕斯情結或其它情結的概念，可能助長了這種感覺，好像只要一步

一步發現自己有了什麼情結，或者這位個案和母親的關係，是目前所有問題的來源，談論母嬰關係的重要性，也會助長這種主張。這種主張的背後假設是，情結或這位個案受母親的傷害，是所有問題的源頭，如同一串粽子綁在一起的那個結。在這種假設下，會讓治療師不由自主的，就往個案提供的她和母親的故事裡深入走，而這種故事的方向，是讓造成問題的材料愈來愈多，好像更鞏固更成形了原先預設的因和果，讓這個結是愈來愈堅固，愈明顯了原先的主張，她目前的問題和以前的問題更是緊緊相扣。因此整個治療的過程，就形成了如同一串粽子般的比喻，以為只要從那個結的所在出力拉起來，那麼所有潛藏的問題，就如同粽子般被拉出來了。

治療師常推論，只要把粽子拉出來，就表示把潛意識變成意識的記憶了，並且進一步假設，個案知道問題的來源後，她的問題就可以解決，或者就見到了光，黑暗就不見了。不過在臨床上，這只是我們過於簡化臨床實情的方式，通常這樣子期待時，也會讓治療師和個案覺得努力較有方向，好像只要

一路直行就可以了。如此，卻忽略了個案告訴我們的故事。他們很認真的直行，只要和他們意見不同的同事，就常被當作是妨害她努力的人。」[22]

我們就從這些想法著手來描繪，生命早年的創傷記憶，和後來的「強迫式重複」或「癮」的關聯性。我再以Joyce McDougall在《性學與新性學》裡，「孩童的失落」談起。她說，孩童觀察周遭其他人，當他們發現了「差異」，例如，為什麼爸爸有突出的陽具，而媽媽卻沒有？哥哥也有那一根，但自己怎麼沒有？為什麼會這樣呢？孩童於是開始她的人生想像之旅，這是生命早年就啟動出發的生命之旅。

孩童的想像是什麼？這是人生的重要謎題。我們只能在後來的行動裡，推論當年生命之旅的可能想像，以及後來被迫只能選擇「男性」或「女性」裡的其中一種性別的影響。她認為，依著佛洛伊德的「雙性」（bisexuality）觀察，對於孩童來說，只能選擇其中一種「性別」，開啟了人生失落的漫長旅程。

我是接受她這種觀察和想像，不是要把人生病理化，而是注視這種可能性對生命品質的影響。相

22 《生命荒涼的所在，還有什麼？》頁212-213，蔡榮裕，無境文化，2020。

對比佛洛伊德在《哀悼與憂鬱》裡描述的，因為失去重要客體的失落，而引發的「哀悼」或「憂鬱」，Joyce McDougall的說法，是發生在孩童生命更早期的心理事件。

因為發生在更早年，使得它的影響力，更顯得難以用「現實原則」的價值判斷來思索，「為什麼他不這樣做就好了？」如果要探索生命早年的創傷和目前問題間的連動關係，是增加我們的困難度。但我們又無法冒然說，目前的行為和生命早年的經驗是無關的。

如果依著Joyce McDougall，對於孩童的失落創傷的說法，它所帶來的是更困難的心理處境，不只是一般的哀悼，而是傾向憂鬱的反應。這裡所說的「憂鬱」，是一個光譜般的概念，不全是精神醫學診斷條例裡的「憂鬱症」。不過也不能全然無關於憂鬱，只是這是外顯的症狀和反應，真正的內在心理課題是「失落」。

「其中所隱含的自己和客體的關係，佛洛伊德曾提出這種觀點，『如果耐心聆聽憂鬱者各式各樣的自我控訴，我們最終很難避免有這樣的印象：這些最嚴厲的控訴幾乎不適用在病人身上，但在微不足道的修正後，

卻適用在某些人身上，某個病人所愛、曾愛或應該愛的人。每次我們檢驗事實時，這個推測都被證實。因此，我們發現了臨床圖像的要點：我們感知到自我譴責是針對所愛客體的譴責，這個所愛客體已經遠離自身，移向病人的自我。』」[23]

以及，佛洛伊德在《哀悼與憂鬱》裡提到：

「憂鬱者展現出哀悼者所缺少的部分——異常的減少關注自己，自我（ego）大規模的耗竭貧乏。哀悼是世界變得貧乏和空虛；憂鬱則是自我變得貧乏和空虛。病人表現出自我無價值感、無法達成任何成就與道德卑劣感；他責備自己、誹謗自己、期待被放逐和懲罰。……在憂鬱者身上，我們看到一部份的自我對抗另一部份的自我，嚴厲批評它，視它為一個客體。我們懷疑這個批判的代理者——其從自我分裂出來——可能在其他情境下也顯示出其獨立性，這需要往後的觀察才能確認。我們必須真正的找到區分此代理者和自我之其他部分的基礎。我們很熟悉的這個代

[23] 呂思姍中譯，原文Freud S.（1915）Mourning and Melancholia，頁248，英譯標準版第14冊。中譯取自《失落的空洞感》，頁159，蔡榮裕，無境文化，2019。

理者常被稱為『良心』。」[24]

　　前述的說法是勾勒著生命早年的創傷，尤其是失落所帶來的創傷。依目前的研究，以藥物成癮和憂鬱症的「共病」為例，常是依著較嚴重的憂鬱症的診斷而說，但如前所述，「憂鬱」作為一種日常現象，有著光譜般不同程度的效應，而且我們主張，癮和這種廣義的憂鬱，是有所關聯，但是屬於什麼樣的關聯，仍是個值得再探索的課題。這種假設是依著生命早年必然會有的失落感而來。

　　這些涉及的是，生命早年的失落創傷後，有著如比昂（Bion）所說的，碎片般的存在（如一般說的『心碎』般），以及其中無聲漫延的「無可命名的畏懼」（nameless terror）。也就是，當年的經驗，除了佛洛伊德在《記憶、重複與修通》這篇有關技術的論文裡提到的，真正的早年記憶不在故事裡，而是在各式行動裡之外，再結合比昂的概念：從行動表現出來的，躲在人和人之間枝枝節節或片片斷斷裡，因此不是可以一目了然。

　　關於「人和人之間」，更精準的說法是，那些破碎的「部分客體」四處投射而展現出來的行動，由於破碎而無法整合，各自為政，各自成長，那些被覺得是「自己」的，也都是片斷破碎，這是不自

---

24 呂思姍中譯，原文Freud S.（1915）Mourning and Melancholia，頁247，英譯標準版第14冊。中譯取自蔡榮裕，《失落的空洞感》，頁160-161，無境文化，2019。

覺的過程，使得那些行動看來是某種阻抗現象，阻抗著邁向整合的路途。

臨床上常常只感受到個案有著無止盡的失望，對診療室外的人事物，包括對治療本身和對治療師也是如此。但是個案仍不斷的述說，讓治療得以持續下去，雖然治療師覺得幫不上忙，或更像是幫不完的忙，不論是談論著自己或他人，過去的故事或未來的心事。

佛洛伊德在《有止盡與無止盡的分析》裡傳遞的：「無止盡的心思」，也可以說，就是請大家不斷地說，尤其是作為診療室裡的個案，而治療師也以話語來回應。雖然我們也需要配備其它能力，例如沉默的等待，或忍耐著無理無情的期待——或許這就是精神分析取向專業職人的宿命。

我試著以2020年9月11日下午，我們（陳瑞君、魏與晟、蔡榮裕）在花蓮慈濟醫院精神部的演講時，對於前述現象提出的「餓鬼道」的概念，來說明我們在面對這些失落個案的想像。我重述當時的部分內容，作為結論，但不是探索的結束，而是新的開始。

「我先來描述一下它的形象之一，這餓鬼是肚子很大很大的意象，需要吃很多東西才會飽足，它的脖子很細很長，嘴巴有些大，但嘴巴裡都是

火，當東西放進嘴巴裡，幾乎都被火燒光了。如果有未燒光的，也難以透過細長的脖子進到肚子裡，因此它就是一直挨餓，一直處於需要很多東西，卻始終無法進到它所需要的地方。

也許有人會覺得這意象是在貶抑當事者，帶有歧視的意味，不過我想說的是，這是佛教描述人如果不好好修行，有可能會在轉世時，墮進『餓鬼道』。在這裡我無意強調這個轉世論，而是覺得這個意象，頗像某些個案口中的媽媽[25]，或者說這意象貼近他感受裡媽媽的形象。

雖然他不曾如此意識化、具象化他的媽媽，而是處於某種無法讓媽媽滿意的狀態。無論他做什麼，給了什麼，好像都不是媽媽要的，或是她自己要的卻很快就變得毫無價值。他甚至覺得毫無被感謝的機會，媽媽就馬上變得再需要其它的，他永遠無法清楚，媽媽要什麼？

我不是建議要以『餓鬼道』的形象，來詮釋他媽媽的舉止，或詮釋他對治療者也是這般。我只是想說，如果回到我們在地的了解，可以用這個故事來比喻，當然，也可以引用其它國度的故事，不過佛教在台灣算是發展得不錯，因此佛教的某些意象和說詞，已經是我們的日常用語，例

---

[25] 在原來文章裡，有某早年心理創傷案例的描繪，在此僅呈現部分內容。

如『放下』和『放下屠刀，立地成佛』的說法。

在診療室裡，我相信每天勢必會聽到很多次，不同的個案面對難解的困局，總是以自己要「放下」，來表達自己無法做到的遺憾。

我引述『餓鬼道』這個比喻，是想要提議，我們是需要觀察自己，以什麼潛在方式，來理解個案所述說的故事。從督導經驗來說，我發現受督者常是透過在地生活裡熟悉的象徵和故事，作為自己記得個案故事的方式，也就是，被我們自己熟悉的故事再翻譯過，作為我們了解這種現象的基礎。

這種現象非常重要，因為實情上，我們不可能只是依靠著已有的精神分析外來語來了解個案，就算我們能充份掌握那些外來語……」

後記

這篇文章發表於2020年10月6日，彭奇章、彭瑋寧和蔡榮裕參加矯正署主辦，在矯正署三樓階梯教室舉行的工作坊，關於藥癮的主題：「成癮宇宙裡，強出頭的藥，在玩什麼心理把戲呢？癮的潛意識想要昇上天或下餓鬼道」。彭奇章的演講題目：《有一種豐富叫做永遠都不夠》。當天下午，另有蔡慧民（台北監獄社工師）、黃筱雯（桃園女子監

獄心理師）、彭奇章（若有光心理治療所所長）、
游潔謙（若有光心理治療所心理師）、彭瑋寧（矯
正署矯正醫療組心理師）和蔡榮裕，共同討論某一
案例以及最後的綜合討論。

第三部分

尋找各種「為什麼」的人生謎題

｜陳建佑

在或不在的斯芬克斯

「我都一個人用號仔（海洛因），因為別人不懂那種感覺，說了也沒用。」門診聽過不只一次類似的說法，使用這些藥物時的感受，是旁人不懂的；但這句話說的好像不只是那種感受，也包括生活的其他感受，他總感覺沒有人能懂。既然沒有人能懂，他怎麼還持續用下去呢？或者真的被人理解了之後，就能夠停止不用嗎？有某些原因，他既想被人懂，來停止這種挫折的感受，但也想用下去。藥物化學作用帶來的絕爽感，是能取代被理解的需求、還是停止挫折的感受？除了多巴胺導致成癮機制之外，如果從「強迫式重複」的角度思考，這一再重複的迴圈裡頭，除了他，還有著什麼樣的人？

回到診療室裡的關係。個案一次次地回到治療室，和成癮者重複使用藥物或某些行為，好像有些相同，但不同的是，前者裡頭有一個總是在那裡的治療師，偶爾問些問題。若想到精神分析老祖宗最

219

愛提到的伊底帕斯故事，治療師像是不會真的吃人而且比較少話的斯芬克斯，讓人思考著與人有關的問題。

然而成癮者的斯芬克斯卻好像消失了，我們好奇他是什麼樣子的？真的存在過嗎？若不曾存在，怎麼人會知道要追尋這個消失？我想到了某個說法：號仔就像不會說東說西的朋友，阿莎力地給予朋友最想要的鬆一下的感覺；因為非常講義氣也很懂他，因此也不需多講話了……或許斯芬克斯就是消失在這種逐漸的無語之中？在心裡曾經說話的斯芬克斯是會吃人的，所以自己不要回答、不要看著他，便可以像不存在一樣；這樣不語不視，慢慢地在他的周圍形成了黑洞，只剩下這個吞沒、死亡的特性可以讓周圍的人猜想，裡頭會是什麼？如同精神分析師Green描述，認同抑鬱母親的孩子，其自戀特質與死亡本能相依，自我傾向抵銷整合，使這種毀滅或憤怒未能有機會，與真實世界的客體產生關係，而是朝向空無，這表現為臨床上的空洞感。

如前述的被理解與重複成癮的矛盾需求，若抑鬱的母親康復後能照顧、理解孩子，便同時也會擁有其他真實的客體關係，孩子將經歷不再獨佔母親的痛苦；持續抑鬱的母親雖然無能回應孩子，但她至少在場且僅為孩子擁有。若試著理解這種強迫式

重複的、不被理解的痛苦，Joseph描述某些個案藉著分裂生之本能與愛，習慣待在空洞帶來的受虐中，掌控種種痛苦的感受，並將之反轉成為興奮狀態，讓自己避免經歷真實客體關係裡的恨與矛盾。

這些意圖隔絕客體的心理機制猶如魔法般安全穩當，但Winnicott認為，在幻想中的愛與恨是沒有終點的，唯有可以被理解、言說、對照的外在現實作為剎車，如嬰孩旁一同經歷生命的母親，以種種問題繞著成癮黑洞般的未知，使得這些問題不再只是答案的追尋或者永恆的無知，而是心裡有個斯芬克斯存在的幻想，使得伊底帕斯有能力讓自己同時於外經歷現實，於內能剛剛好地作夢。

參考文獻

Winnicott，D.W. （1945）. Primitive Emotional Development.

Green，A. （1986）. The Dead Mother

Joseph，B. （1982）. Addiction to Near-Death

| 魏與晟

網路（遊戲）成癮
在網路與成癮之間尋找遊戲的空間

在「網路」與「成癮」之間

　　「網路遊戲成癮」自從正式被納入DSM系統後，又有一波討論熱潮興起。也許網路是個更新、速度太快的客體，乘載著太多來不及思考的事物，這讓大眾有很複雜的感受。這種複雜的感受也反映在病名上，因為不太好界定「網路成癮」，所以僅能在臨床觀察到「網路遊戲」這個似乎會造成困擾的議題。

　　網路遊戲涵蓋的範圍其實也相當廣，從類似賭博機制的手機遊戲，到能夠出國比賽的競技類遊戲，滿足了不同需求的族群，但由於討論到臨床問題，到頭來遊戲本質很少被討論，僅能以「影響到日常生活功能」這個標準來下達對成癮的判斷。

　　然而遊戲本身是相當複雜的現象，若以溫尼考特的話來說，那甚至是人類文化經驗的主體。當我

們在談「網路遊戲」成癮時，遊戲的特性好像就消失不見了，在這邊指的遊戲，同時是指遊戲（game）與遊玩（play）兩件事情，前者也許指涉的是越來越興盛的網路遊戲產業，以及隨之而起，網路的遊戲文化；後者是玩者在其中的主觀心智狀態。

若我們重新拆解「網路遊戲」成癮，來看看網路興起後，遊戲變成了什麼樣子？從這些想法，讓「遊戲」在網路與成癮之間撐開一點空間出來。

在「能夠遊戲」與「不能遊戲」之間

A是個有ADHD診斷的8歲孩子，因為在學校的一些問題行為被轉介來做遊戲治療，媽媽在治療前跟我講，A總是在玩手機遊戲，而且玩得很兇，雙方常常在玩遊戲時間設限上起衝突，希望我能幫忙處理。在遊戲治療中，最直接的評估大概是孩子玩遊戲的能力，當然這邊指的遊戲是遊戲治療中的設置，看孩子會不會對治療室內的玩具箱好奇、開始自發性的找到自己想玩的玩具，在遊玩過程中能不能讓一些內在經驗的戲碼上演，像是自然而然的玩起警察抓小偷、消防車滅火等等的遊戲。反之，不能遊戲的孩子可能會過於警戒，不敢隨便拿玩具，或是遊玩內容過於僵化，或是遊戲常常中斷，沒有辦法玩下去。

然而有趣的是，A的反應介在能遊戲與不能遊戲之間。他先興奮的繞了治療室一圈，對箱子裡的玩具東摸摸西摸摸，然後大喊「這些玩具都好無聊喔！」我邀請他還是試著找找看有沒有他比較有興趣的，他聽話的再試了一次，但得到相同的結論。他開始對治療室旁的畫紙有興趣，說他想畫畫，拿了彩色筆開始在紙上畫了許多方格。

　　我問他這些方格是什麼？他說那是他的「技能」，此時我懂了，A貌似想要在治療室內再現手機遊戲的畫面。我問他，他有什麼技能？他回答了一些手遊的設定，像是「重擊」、「瞬間迴避」之類的能力。之後他畫了一個小人物，那是遊戲中所謂的紙娃娃系統，可以讓玩者看到自己的人物目前是長什麼樣子。A幫自己的人物畫上一些長滿刺的裝備，我說這些裝備看起來很強，可以讓他不太會損血，A看起來很興奮，大喊著「這超稀有」「很不容易掉（取得）」。

　　A在日後的治療中同樣在玩類似的遊戲，這對我而言是滿有趣的經驗。玩手遊的孩子未必無法在遊戲治療中，進行比較抽象的遊戲，不玩手遊的孩子也未必能自在的玩。但A好像是在這兩者之間，貌似有些自己的創意，但好像又不到傳統定義上「能夠使用客體」的感受。因為在一連串的仿造手遊的遊戲中，有些相當枯燥的元素，仿佛手遊那些制式的規定（像是每日登錄獎勵、解任務、使用固

225

定組合的技能），把孩子的創意，限制在某個範疇內，但也不到完全扼殺孩子，因為手遊畢竟還是有「好玩」的成分在裡面。

在「過渡客體」與「母親的替代」之間

「玩」這個概念，常與過渡客體的概念綁在一起。溫尼考特在提出過渡客體與過渡現象時，非常貼切的形容過渡客體是嬰兒「找到的」、富有創造性的客體；過渡客體對嬰兒有獨特的意義，是特別的「玩伴」，它可能是毛巾的一角，或是塑膠鱷魚的尾巴（只因它咬起來很順口）。他也特別區分過渡客體並不是「母親的替代品」，若一個客體僅是為了在母親不在時安撫自己，那麼嬰兒只會費盡心力，戰戰兢兢地去保有該客體，而沒有辦法好好遊戲。

那麼，網路遊戲，或是擴展一些範圍，3C產品、手機遊戲、社交軟體這類已經充斥在我們身邊的東西，是過渡客體還是母親的替代？我並沒有一定的答案，也許我們都有經驗，在公車或捷運上看見一位母親在孩子鬧時覺得受不了，就塞平板給孩子玩，好像手機能夠取代母親的功能一般；或是當嬰兒需要母親的回應時，赫然發現母親對手機裡的訊息比對自己的狀態來得好奇，貌似「手機世代」

中的母嬰關係，好像被網路稀釋掉了。但同時也不可否認，當嬰兒第一次接觸到app這麼神奇的客體，無論是自身接觸到或是透過母親的眼神接觸，那也都是很神奇的體驗。

換句話問，當我們使用google尋找資訊時，到底我們僅是被google完美的安撫了，或是我們真的自發性的對要找的資訊有新的理解？我認為兩者都有一點，但無論如何，現代人的生活可能離不開google了。

在「網路世代」與「傳統世代」之間

現在網路上有許多的「迷因（meme）」，那通常是基於某些網路社群討論的脈絡中，誕生出打到人類某些經驗的笑點，而後在網路媒體上竄紅的現象。像是最近很紅的迷因是「黑人抬棺[26]」，但若在治療室中，案主跟我們說「黑人抬棺」，或是在遊戲治療時用玩具拚出了黑人抬棺的樣子，我們要怎麼使用這些素材？這些素材對案主來說是「被灌輸的」還是「自己找到的」？在我們心中這些因應新媒體文化出現的詞彙與經驗，到底是好玩的還是

---

26 2020年4月，班傑明·艾杜（Benjamin Aidoo）的團隊成為黑色幽默的網路迷因，有網友為他們抬棺跳舞的影片配上背景音樂，亦有網友將人們遭遇各種事故的片段與他們當時接受採訪和抬棺跳舞的片段進行剪輯。這些影片被廣泛地上傳至TikTok、YouTube、bilibili等影音網站，剪輯中常用的音樂《Astronomia》也隨之在全球竄紅。後期該迷因也與COVID-19防疫的宣傳廣告相結合，團隊本身也積極幫助宣傳防疫，班傑明·艾杜也在宣導片中呼籲人們「待在家裡或與其共舞」。

難以理解的？

　　短暫的討論，僅是是想給網路遊戲成癮議題一些發想的空間，時代在變，人類文化在變，臨床病理也在變，但我認為人類運用遊戲來建構自己、探索世界的經驗本質不會變。精神分析許多書籍中，我僅在一本法國的書籍（Dethiville，2008），看過精神分析師直接對案主講的「電動27」素材作詮釋。我想我們還有很多空間，可以為追上時代的腳步做出努力。

---

27 書中的例子是曾經當紅一時的遊戲The sims（模擬市民）。

參考文獻

Winnicott，D. W. (1953) . Transitional objects and transitional phenomena.

Winnicott，D. W. (1967) . The location of cultural experience.

Dethiville，Laura (2008) . D.W. Winnicott une nouvelle approche.

成癮人生・人生成癮

　　請把下面這段話，看成是一個遊戲的開頭，如同遊戲製作公司引用聖經的話來作為自己遊戲的片頭「採光」：

　　「起初，神創造天地⋯⋯⋯（中略）⋯⋯⋯神說：『要有光。』就有了光。神看光是好的，就把光暗分開了⋯⋯⋯（後略）」

　　想嘗試以「癮」的文字性、遊戲、與行為觀察特性，來開展對「癮」的想像。這可以看作是我的一種遊戲，這遊戲嘗試去談「癮」，在一定的文字字數之內。這限制不小，是令人想逃避的現實。

　　成癮，為什麼說「成」呢？ 或著，就像長大成人，「癮」可能是慢慢長大的一個生命。成長，裡頭歷經故事性的累積與影響，那麼，「癮」如同影子見證一個本體「人」的生命。而後來的故事走向，「影子」伴隨著「人」的存在，有可能「人」

盯著地上的影子，讓影子佔據了「人」的視野；或有可能「人」想住在「影子」的感覺裡面。至於「影子」占據「人」的角色這件事，就接到講童話故事或鬼故事的幻想世界，這裡面也是孩童心智在遊戲。

要玩什麼把戲？ 為什麼遊戲呢？

　　家庭遊樂器，從任天堂紅白機到次世代、超世代主機，是不少人的玩伴，是一同走過歲月的夥伴，是見證自己才懂得的，一個人也可以有的喜怒哀樂。許多的夜晚與白天，在RPG（角色扮演遊戲）也好、SLG（戰略模擬遊戲）也好、STG（射擊動作遊戲）也好，曾經讓人有過（或正在有著）：「啊，這就是人生」、「我有了這遊戲，不必再有其它的」等等的類似感觸。是不是，可以讓我活在裡面，就好？

　　代替人生，不是講假的；因為雖然是假的，但是又是真的。似真似假之間，或有點迷幻的作用，這作用在做什麼把戲，是不是逢場作戲？我可以再多想一點嗎？是一場一場無法演完的戲，尚未有法子演到最後的戲？會不會是，主題太超過了吧？

　　訝異於「癮」裡面的豐富生命力，自成一個小

世界的巨大，我是說那些深深陷入、難以自拔的感覺，與愛也不是恨也不是，愛恨都是的感覺。有著一種樂趣，與失去樂趣的痛苦並存的味道，那是當遊戲開始，遊戲結束，然後選擇讓遊戲再開始。

追尋與探求，嘗試融入，瘋狂投入，花費大量精力與時間投入，這些字詞讓你感覺在指什麼呢？我在說的是我嘗試在本文中的行為喔，這樣有沒有「癮」的影子呢？這樣說的意思是，「癮」的影子有透露了「癮」的祕密了嗎：渴求？

寫到這裡打算只能淺嘗則止，字數到了，也怕癮頭上來，不能自拔地說下去。我突然驚覺窺見，在上癮之中，有一種感覺叫做「害怕上癮」。

要或不要，想與不想，可以與不可以，在選擇是的時候若想要說否，在想要說是的時候也想要說否。那麼，為自己留一個餘地，在癮的故事中可以兩種滋味，一次都參與。而可以好奇的，是在什麼情境下如何留有這種對立的追尋呢？

我大膽地說，人類若要挑戰或參與神的境界，自創生命是一條蹊徑。以樂趣為母，以痛苦為父，在這之中，彷彿可以控制誕生我自己的存在與虛無。成癮世界中，成就了一種自我創造的成功，它以不允許旁人的干擾，作為一種對生命的態度？但這種態度的對立面，旁人的存在，若也是被期望能

存在著，那要怎麼樣存在？或著，以被毀滅的形式存在著？若有光，就會有暗；用結束來想，暗示曾有開始。

癮又開始，引誘開始。誕生又死去，開始又結束......就像追劇一樣繼續著。或許，渴望著新劇的到來，想尋找有改變但又不輕易改變的輪迴。觀看者在癮之中，扮演著這秘密的一個見證角色，而引發一種感受：要不要離開？看不看得下去？看不看得出來？

我們，嘗試繼續看下去，並且嘗試，說說看。

第四部分　延伸閱讀

| 參考文獻

（**1996**） Journal of the American Psychoanalytic Association，44:815-835，Compulsion And Addiction，Lance M. Dodes

（**2003**） Canadian Journal of Psychoanalysis，11（1）:123-134，Addiction and Psychoanalysis，Lance M. Dodes

（**2002**） Psychoanalytic Dialogues，12（4）:581-584，Addiction as Mind-Body Bridge: Commentary on Paper by Lisa，Glen O. Gabbard，M.D.

（**2003**） Contemporary Psychoanalysis，39（1）:107-113，On the Use of "Sexual Addiction" The case for "Perversion"，Lawrence Jacobson，Ph.D.

（**1934**） Psychoanalytic Quarterly，3:173-199，Polysurgery and Polysurgical Addiction，Karl A. Menninger

（**1960**） International Journal of Psycho-Analysis，41:467-475，On Drug Addiction，Herbert A. Rosenfeld

（**1982**） American Journal of Psychoanalysis，42（3）:253-263，Love: Addiction or Road to Self-Realization，a Second Look，Jane Simon

（**1982**） International Journal of Psycho-Analysis，63:449-456，Addiction to Near-Death，Betty Joseph

（**1991**） Psychoanalytic Review，78（3）:391-410，The Addiction to Negativity，Robert C. Lane，James W. Hull and Leonore M. Foehrenbach

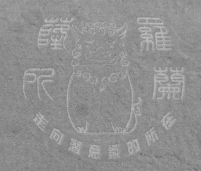

薩所羅蘭[28]

緣起

「以後，我終於出發到山上去。出發去尋覓我的薩所羅蘭。

穿過豪雨欲來的村鎮，瘟疫彷彿從背後，從市場追趕而來，我的頸項紮滿雷聲如同紮滿柑橘五月的花香。

在一個高地，我疲倦地躺下，頭倚著平南走向的山脈，一株詭異的波斯菊在耳邊悄然生長，而我興奮地望見雨後跌盪出山的洪水，即將淹沒瘟疫的城池。

而薩所羅蘭，你以黑夜和篝火安慰病弱而驚懼的我，你偽裝成布農的獵人，向我述說百年前這高地的一場戰役，所有的山鹿都奔走他去，而他們最後終於自相殘踏，然後在山林和澗谷裡失蹤，餘下偶然一句創痛的獵角。

天明時，你悄然離我而去，在我渴睡的時候，

---

[28] 感謝前台大文學院副院長邱錦榮教授，同意授權我們使用「薩所羅蘭」。

餘留給我被露水沾濕的灰燼。

薩所羅蘭，在我開始信仰的時候，你一留給我怎樣的圖騰，荒年過後，我將回歸城裡。」

（李宇宙[29]，〈給阿米巴[30]弟弟們〉之七）

日常生活心理學的數位自媒體

薩所羅蘭，以潛意識（無意識）作為探索領域，以故事述說悲歡離合、愛恨情仇，是「日常生活的精神心理學」數位新媒體。

我們將以精神分析的知識和經驗為基礎，嘗試和文學、戲劇、電影、文化、社會學、哲學、以及日常生活等開展對話，我們想要造橋，讓不同領域可以交流，然後等待，讓時間告訴我們未來的成果。

我們不是要以精神分析術語分析其它領域，是想從其它領域汲取和交流知識，來豐富我們對於人性的了解。我們也相信，我們的理念對其它領域有所助益，雖然一般人覺得精神分析沒落了，但在台

---

[29]李宇宙醫師（1953-2007）原任職台大醫院精神科，是國內睡眠醫學研究的重要開創者，曾任台灣睡眠醫學學會第二屆理事長。除了睡眠醫學，李醫師也是身心精神醫學、認知行為治療的專家，其悲天憫人的胸懷，高潔但入世的節行，成為許多醫師及科學家的啟蒙老師及典範。

[30]高雄醫學大學的阿米巴詩社，民國五十三年成立，堅持以詩言志是一貫的理想，並且希望在醫學技術之外，找出身為醫學院學生該有的人文精神。阿米巴，是一種變形蟲的名稱，象徵這社團企圖討論多元議題的野心。

灣它正新生發展中……

　　薩所羅蘭將有文字、動漫、影像和聲音，替人性和心智發聲。我們踩著小小的步伐，一步一步，慢慢走，有你的參與，我們會做得更有趣。

　　歡迎你們去相關社群網頁，尋找我們努力的成果。

尋找薩所羅蘭的謎題

為什麼剛起步，就很過癮了？

　　就算很想說，這是我們努力的成果，但總不能否認這有著「因緣」，是這個難以界定的因素發揮了作用。

　　【薩所羅蘭】還在摸索和社會溝通的方式，無論是文化、電影、文學、藝術、人類學、哲學、歷史學和社會學等，都將會是我們要對話的對象。不可否認的，如果我們仍抱持著，在診療室裡對待個案的方式，以此來對待診療室外所存在的各種文本，那可能無助於精神分析的被了解。

　　畢竟在診療室外，文化、電影、文學、藝術、人類學、哲學、歷史學和社會學等文本，裡面的故事主角並不是我們的病人，我們甚至需要再如佛洛伊德當年，從其它學門引進故事和概念，來說明潛意識（或無意識）的某些發現。我們希望這條路仍是持續的，然後就在這個想法下，摸索著可以再做些什麼？

於是這場「癮工作坊」闖進來，我們認真想著和討論著，如何讓這場「癮工作坊」，除了共同合辦的單位「昆明防治中心」的期待外，也嘗試實踐我們原本的想法。就這樣踏出了一小步，【薩所羅蘭】裡合作的朋友們，摸索著未來的走向——尋找各種「為什麼」的謎題，不必然是要追尋答案。答案是走到那裡後，就知道了，但是謎題卻是原始的動力，以各種樣貌的「為什麼」，存在日常生活和內心深處。

　　這場和癮有關的工作坊，從成形到結束，都是在我們充份合作下完成的，這是很大的鼓勵，尤其是參與者的熱情。我們是踩在厚實的基礎上往前走，這麼說也許有些誇張，不過倒也是真實反映著我們的感受。

　　在準備的過程，我們透過共筆的方式，有交流也有個人的特色，這也是我們想要的合作模式。經過這次的試驗，我們可以大聲的說，我們踩出了不錯的第一步，尤其是文章的品質，可以說是有足夠水準，我們新添了不少有創意的概念，值得以後再持續深化。

　　從準備報告到出書的過程，我們關切的是，不希望讀者以為，我們所發表的就是定論，我們不想讓讀者有這種印象。我們是心理工作的專業職人，

各有所長，但我們不期待大家就跟著做，因此我們刻意選擇以散文式的方式來呈現，希望讀者只是增加想像空間，而不是以常見的論文規則式的寫作方式，讓讀者以為就直接依我們的方式去做臨床工作。我們的臨床工作，有我們受訓過程所習得的專業職人工作模式，那是適用於診療室裡的工作方式。

我們在這裡，以【薩所羅蘭】為名，重要的是和讀者溝通和交流，雖然活動形式上值得再研究，但我們的態度和準備工作都是嚴謹的。不過，畢竟是在診療室外，對象並不是治療師和個案，因此我們也在活動和文字裡，探索著如何有更多的對話。這些想法和這次工作坊的內容，並非直接相關，但會影響著我們要談什麼？要怎麼談？我們樂意在活動之後，讓讀者知道我們是怎麼想的。

對我們來說，也是在學習中，在我們的臨床經驗和理論閱讀的成果上，繼續尋找和社會溝通的方式。我們認為精神分析的一些想法，值得成為我們文化裡的一部分，而且要比目前的存在方式，還要更能讓一般人可以想像和接觸。就像在布宜諾斯艾利斯的街頭攤位，佛洛伊德的作品可以跟漫畫書擺在一起，滋養人的心靈。

精神分析是外來者，我們樂意在精神分析在地

化的過程，發揮某種功能，還有很多事要做、要想，不是一步就到位。但我們相信，光是想這些問題就是很有趣的過程。

我們還有很多的「為什麼」要問，或者說，我們會一直追尋「為什麼」的謎題，也許找到人生的謎題，比找到答案還要更重要。雖然一般常說是要找人生的意義，好像那就是人生的答案，但是可能有了答案，卻覺得那好像不是自己要的，那麼是再找答案？或者重新想像，從眾多不滿意的答案裡，可以找到原來的謎題是什麼嗎？因為那也是【薩所羅蘭】的謎題。

本書的第一部分是由「癮工作坊」上場的五位朋友，吳念儒、王盈彬、王明智、陳瑞君和蔡榮裕的演講內容構成，第二部分是在「癮工作坊」前，2020年10月6日，彭奇章和蔡榮裕參加了一場矯正署舉辦的活動，關於藥癮的主題：「成癮宇宙裡，強出頭的藥，在玩什麼心理把戲呢？癮的潛意識想要昇上天或下餓鬼道」，由於議題相關，也把這兩篇文章：「有一種豐富叫做永遠都不夠」和「從過癮、爽、高潮、到成癮的寬廣路上，我們看見了什麼在受苦或愉快嗎？」放進本書裡，豐富本書的觀點。第三部分是我們邀請【薩所羅蘭】未上場的朋友，簡短書寫關於癮的一些想法，畢竟我們在上場

前，都是以共筆的方式相互討論。第四部分是附上幾篇延伸閱讀的資料，並不是列出所有相關文獻，僅列一些讓有興趣者進一步的參考。

感謝「無境文化」游雅玲編輯，和李俊毅醫師策劃《生活》應用精神分析叢書系列的協助，也感謝【薩所羅蘭】一起合作的朋友們，大家辛苦工作之餘，努力要替潛意識（無意識）的課題，留下一些當代的聲音，唯有以後才會知道做這些事的真正意義。也感謝「臺灣精神分析學會」的朋友們，這是精神分析在台灣發展的家，有家是很重要的，【薩所羅蘭】出外流浪但隨時回家充電。友社「吾境思塾」的活動經驗和理念，可作為我們在發展【薩所羅蘭】過程的參考，走著看似不同的策略和方向，但都做著精神分析的推廣。

【薩所羅蘭】 團隊 簡介

陳瑞君
諮商心理師
臺灣精神分析學會會員
臺灣精神分析學會推薦精神分析取向心理治療師
松德院區《思想起心理治療中心》心理治療督導
國立臺灣師範大學教育心理與諮商所博士班研究生

許薰月
諮商心理師
巴黎七大精神分析與心理病理學博士候選人

吳念儒
臨床心理師
臺灣精神分析學會會員
精神分析取向心理治療師

王明智
諮商心理師
臺灣精神分析學會會員
大隱心理諮商所所長
臺灣精神分析學會推薦精神分析取向心理治療師
松德院區《思想起心理治療中心》心理治療督導

魏與晟

臺北市聯合醫院松德院區諮商心理師

臺灣精神分析學會會員

松德院區諮商心理實習計畫主持

國立臺北教育大學心理與諮商研究所碩士

劉玉文

諮商心理師

臺灣精神分析學會會員

精神分析取向心理治療師

松德院區《思想起心理治療中心》心理治療督導

企業員工關懷與協助方案講師

謝朝唐

精神科醫師

中山大學哲學碩士

巴黎七大精神分析與心理病理學博士候選人

劉又銘

精神科專科醫師

台中美德醫院醫療部主任

臺灣精神分析學會推薦精神分析取向心理治療師

松德院區兼任醫師

台中心身美診所兼任醫師

陳建佑

精神科專科醫師

精神分析取向心理治療師

臺灣精神分析學會會員

王盈彬

精神科專科醫師

精神分析取向心理治療師

臺灣精神醫學會會員

臺灣精神分析學會會員

英國倫敦大學學院理論精神分析碩士

王盈彬精神科診所暨精神分析工作室主持人

蔡榮裕

精神科專科醫師

臺灣精神分析學會名譽理事長

臺灣精神分析學會執委會委員兼推廣委員會主委

松德院區《思想起心理治療中心》心理治療督導

「癮」是心理創傷的答案或謎題？

作　　者｜吳念儒、王盈彬、王明智、陳瑞君、蔡榮裕、
　　　　　彭奇章 、陳建佑、魏與晟、劉又銘

執行編輯｜游雅玲

校　　稿｜葉翠香

封面設計｜Eddie Hsieh

版面設計｜荷米斯廣告設計有限公司

印　　刷｜侑旅印刷事業股份有限公司

出　　版｜Utopie無境文化事業股份有限公司

地　　址｜802高雄市苓雅區中正一路120號7樓之1

電　　話｜07-3987336

E - m a i l｜edition.utopie@gmail.com

初　　版｜2021 年 2 月

I S B N｜978-986-98242-8-6

定　　價｜380 元

國家圖書館出版品預行編目(CIP)資料

「癮」是心理創傷的答案或謎題？/吳念儒, 王盈彬, 王明智, 陳瑞君, 蔡榮裕, 彭奇章, 陳建佑, 魏與晟,
劉又銘著.-- 初版.--高雄市：無境文化, 2021.02　面　；公分. -- ((生活)應用精神分析叢書；7)
ISBN 978-986-98242-8-6(平裝) 1.成癮 2.心理創傷 3.精神分析 4.文集　411.8　109021305